疗方案”，有些广告宣称“偏方”和“祖传秘方”等一些千奇百怪的治疗方法能够彻底治愈糖尿病，加上媒体为这些广告造势，让很多糖尿病患者深陷其中，结果使患者不仅伤了财还伤了身。糖尿病患者之所以上当，就是因为糖尿病患者对糖尿病的认识不深。

工作中我见过很多糖尿病并发症患者，他们视力改变、肾脏衰竭、肢体麻木、身体严重感染，这些可怕的糖尿病并发症，无时无刻不在提醒我们，糖尿病是多么可怕的一种疾病。虽然说糖尿病到目前为止还没有任何方式能够治愈，但是如果能够接受正规治疗，对于病情的稳定控制还是有很大帮助的。当然，即使药物很有效，也还需要患者本人严格管理自己的日常生活。

为了让广大糖尿病患者更加了解糖尿病这种疾病，我写了这本书。书中我没用过多的医学术语，也没有用深奥的理论，只用了通俗易懂的语言去为糖尿病患者介绍这种疾病，力求让深受糖尿病困扰的患者能够更加了解糖尿病，并且从中获取战胜病魔的信心与力量。

糖尿病调养三部曲

饮食+运动+用药

卢晟晔 著
北京大学人民医院内科医生

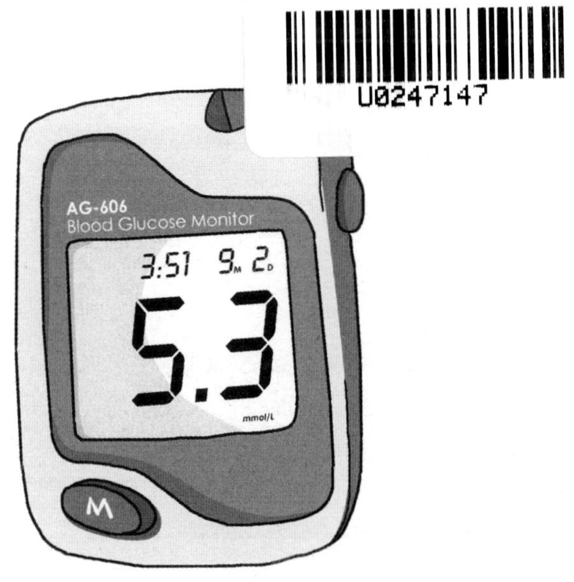

天津出版传媒集团
天津科学技术出版社

图书在版编目（C I P）数据

糖尿病调养三部曲 ： 饮食+运动+用药 / 卢晟晔著. --天津 ： 天津科学技术出版社，2016.7

ISBN 978-7-5576-1403-4

Ⅰ. ①糖… Ⅱ. ①卢… Ⅲ. ①糖尿病－防治

Ⅳ. ①R587.1

中国版本图书馆CIP数据核字(2016)第162539号

责任编辑：张建锋　方　艳

天津出版传媒集团

天津科学技术出版社出版

出版人：蔡　颢

天津市西康路 35 号 邮编 300051

电话：（022）23332695

网址：www.tjkjcbs.com.cn

新华书店经销

北京鹏润伟业印刷有限公司印刷

开本 710×1000 1/16　印张 15　字数 232 000

2016年8月第1版第1次印刷

定价：32.80 元

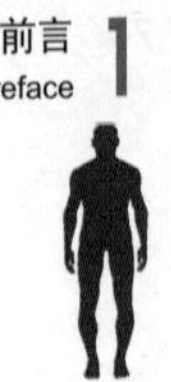

Preface　前言

随着糖尿病患者的人数越来越多，人们已经对糖尿病有了更多的了解。早在古代，我国就有对糖尿病的记载，当时人们称糖尿病为“消渴症”。古时候糖尿病的发病率还很低，因此糖尿病被称为奇病。然而现如今，糖尿病已经成了很普遍的疾病。我国糖尿病患者的人数逐年增多，预计到 2025 年，这个数字将会达到 6000 万。

糖尿病其实也是一种生活习惯病，之所以得病的人越来越多，是因为现代人的一些不良的生活习惯。参加工作这么多年以来，我接触过的糖尿病患者分别抱有紧张、疑惑、放任、憧憬、不屑、随性等不同的态度，他们面对糖尿病所表现出来的态度，恰恰说明了一点，他们对糖尿病并不了解。

糖尿病患者越来越多，随之而来的还有各种不同的神奇的“治

Contents 目录

第一章 认清糖尿病，不再谈“糖”色变

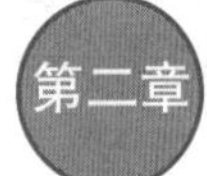

第二章 控制饮食，降糖的第一要务

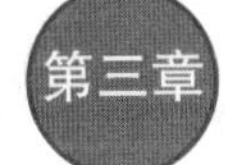

第三章 合理运动，让降糖生活更轻松

第四章 经络穴位，掌握在自己手里的降糖法宝

第五章 优化生活习惯，降糖更有效

第一章

认清糖尿病，不再谈“糖”色变

我国的糖尿病患者人数在逐年增加，可是人们对于糖尿病的了解却十分肤浅，很多糖尿病患者在得病之后，就开始害怕“糖”，不敢吃有甜味的东西，也不敢吃米、面。为了让自己变得“健康”，甚至终日以菜为食，这些方法都不正确也不科学，时间一长还会导致患者营养不良，所以当务之急是让更多的人认清糖尿病，正确地对待糖尿病，不再谈“糖”色变。

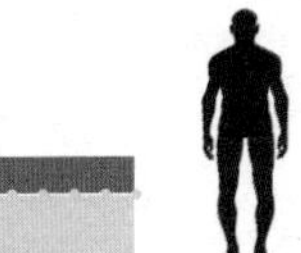

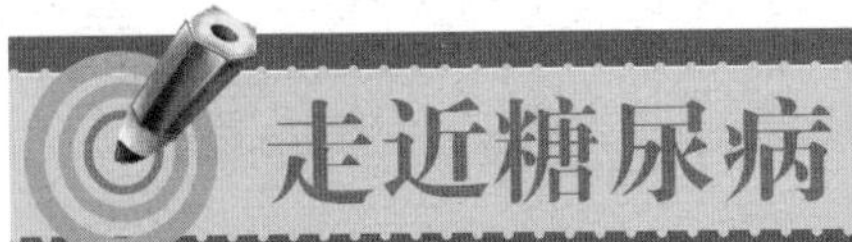

走近糖尿病

糖尿病越来越多地出现在我们的生活中，我们只有了解并掌握一些基本的糖尿病知识，才可以做到早发现，早控制，早治疗。

我们为什么会得糖尿病

很多患者在得知自己患有糖尿病之后，第一反应就是：为什么是我？我为什么会得糖尿病？我知道，大家特别想知道，为什么在自己身上会出现病变，糖尿病是由哪些因素诱发的。目前，医学界已经证明有一些因素与糖尿病的发生有密切关系。下面我们就来看看到底是哪些因素诱发了糖尿病。

遗传

研究已经证实，糖尿病是一种遗传性疾病，有糖尿病家族史的人群，其糖尿病患病率明显高于无糖尿病家族史的人群。父母都是糖尿病者，其子女患糖尿病的概率是普通人的 15 ~ 20 倍。而且 2 型糖尿病的遗传因素高于 1 型糖尿病。

肥胖

肥胖是糖尿病发病的重要原因，尤其易引发 2 型糖尿病。特别是向心型肥胖，就是肚子肥胖者。肥胖可导致胰岛素作用受阻，引发胰岛素抵抗。肥胖人群，控制体重是当务之急。

体力活动少

体力活动少会导致肥胖，降低组织细胞对胰岛素的敏感性，会促使发病，运动减少已成为 2 型糖尿病发病的重要因素。所以，大家一定要运动起来，因为适当的体力活动可以减轻或防止肥胖，增加胰岛素的敏感性，使血糖被充分利用。

病毒感染

病毒感染在糖尿病的发病诱因中占据着重要位置。某些 1 型糖尿病患者，是在患感冒、腮腺炎等病毒感染性疾病后发病的。其原因是进入机体的病毒侵害了胰岛素细胞，从而导致胰岛素分泌缺乏，最终引发1型糖尿病。

多次妊娠

妊娠期若不注意饮食控制，则很容易患上糖尿病，而多次妊娠更容易诱发糖尿病。因为在妊娠期，人体会分泌更多的雌激素，雌激素有对抗胰岛素的作用，还会导致胰岛 β 细胞被破坏。所以说，多次妊娠更容易诱发糖尿病。

化学物质和药物伤害

医学界已经证明，灭鼠药扑立灭灵，能引发1型糖尿病。用于治疗肺炎的戍双咪和一种抗癌药左旋门冬酰胺酶都能引发糖尿病。减少这类药物对机体的伤害，就是自我保护。

不良情绪

心理压力、精神紧张、情绪激动都可以引起血糖代谢紊乱。因此，工作、生活中要适当给自己减压，遇事要保持乐观情绪。

科学的糖尿病分类法

随着越来越多的人患上糖尿病，人们也越来越关注糖尿病的话题了，“谁又得了糖尿病”似乎也成了人们茶余饭后的谈资。想要更加深入地了解糖尿病，我们需要从了解糖尿病的分类入手。糖尿病分为四种类型：1型糖尿病、2型糖尿病、妊娠糖尿病以及继发性糖尿病。下面我们就来一一了解这些不同类型的糖尿病都是怎么来的。

1 型糖尿病

这种类型的糖尿病其实是一种自体免疫性疾病，也被称作“不稳定型糖尿病”“幼年型糖尿病”或“胰岛素依赖型糖尿病”。这种疾病的形成，主要是由身体的免疫系统向自己发动攻击造成的，患者的免疫系统会对自己分泌出的胰岛素进行攻击，这样一来就会导致胰脏无法分泌出足量的胰岛素，最终让人们患上糖尿病。1型糖尿病患者占糖尿病病人总数的5%~10%，通常发病年龄都在30岁以下，这种类型的糖尿病让人心痛的还不仅仅是发病年龄小，最可怕的是一旦患上这种类型的糖尿病，一生都必须要依赖胰岛素生活。如果没有注射胰岛素，人体就很容易诱发酮症。人也会因为酮症酸中毒而昏迷，严重时还会导致死亡。

2 型糖尿病

这类糖尿病又被称作“稳定型糖尿病”“成年型糖尿病”或“非胰岛素依赖型糖尿病”。通常发病年龄在35~40岁之间，这类糖尿病患者占所有糖尿病病人总数的90%左右。2型糖尿病在发病的时候比较缓慢，通常人体不会有任何不适的感觉，一般病人都是通过体检才知道自己患上了糖尿病。早期2型糖尿病患者的胰岛素产生功能并没有丧失，相反，这类病人分泌的胰岛素比正常人还要多，但是2型糖尿病患者体内产生的胰岛素并没有任何效果，产生与不产生并无区别。2型糖尿病的发病人群中，身体肥胖的人居多，尤其是体形肥胖的老年人，发病率极高，个别儿童也会患上此类糖尿病。这类糖尿病通常不需要使用胰岛素进行治疗，虽然发展缓慢，但是可能导致患者双目失明、肾功能衰竭、脑血管病变、心脏病变等一系列严重的并发症。

妊娠糖尿病

顾名思义，这类糖尿病就是女性在妊娠期间患上的。如果准妈妈在怀孕之前就已经患有糖尿病，那么就不是妊娠糖尿病。妊娠糖尿病的发病率为 2%~3%，身体肥胖者或高龄产妇的发病率会更高一些。即使在怀孕期间患上妊娠糖尿病，也不要过于紧张，一般在生产之后，妊娠糖尿病就会随之消失。也有大约 30% 的产妇在生产之后，妊娠糖尿病会转变为 2 型糖尿病。

继发性糖尿病

平时我们说的糖尿病都是指原发性糖尿病，而继发性糖尿病比较少见。这类糖尿病通常是指由明确病因导致的糖尿病，例如，肢端肥大症、胰腺被切除、急慢性胰腺炎，或是长期服用强的松、双氢克尿噻等药物导致的糖尿病。

糖尿病对身体的伤害

我遇见的患者，75% 以上都认为糖尿病不是一种可怕的疾病，因为糖尿病不像心脑血管疾病那样来势汹汹，会突然夺走人的生命。糖尿病虽然是慢性疾病，但是长时间的患病会对身体造成很大的伤害。下面我就来给大家讲讲糖尿病对身体究竟有哪些伤害。

心脏病变

长期患有糖尿病会引发心绞痛、心肌梗死等心脏疾病，会导致患者昏迷、瘫痪甚至猝死。

肾脏病变

高血糖会让肾小球的微循环滤过压异常升高，会让人们患上肾脏疾病。早期患病的表现为尿里有蛋白，身体开始浮肿；如果是晚期，还会发生肾脏功能衰竭等现象，肾脏病变也是 2 型糖尿病引发死亡的主要原因。

代谢紊乱

糖尿病会使人体代谢紊乱，人体代谢紊乱，很容易引发呼吸道疾病、皮肤病、肺病、酮症酸中毒等疾病。

血管病变

由于糖尿病患者的身体处于一种高血糖状态，因此很容易引发血管病变，并且导致身体的局部组织损伤。糖尿病患者很容易出现局部组织溃疡现象，尤其是足部，严重时还需要截肢。

神经病变

糖尿病引发的自主神经病变比较常见，周围神经变化也时有发生。

心脑血管病变

糖尿病会危及人的心脑血管，会让人们发生主动脉、冠状动脉以及脑动脉粥样硬化，会引起患者高血压视网膜病变，让患者视力变得模糊，严重时还会导致失明。

慢性并发症

患上糖尿病时间太久，会引起慢性并发症，例如肾病、尿毒症、骨质疏松症等，这些并发症最终会导致患者死亡。

对糖尿病并发症不要掉以轻心

我遇见过一些患者，发现身体不适之后来医院看病，最终得知自己得的是糖尿病之后，松了一口气。因为在这些患者眼中，糖尿病的可怕程度远远不及癌症或者心脑血管疾病。其实他们并不知道，糖尿病的并发症非常可怕，而且也会给病人带来极大的痛苦，因此大家千万不要掉以轻心。下面我就为大家讲讲糖尿病的并发症。

糖尿病酮症酸中毒

糖尿病酮症酸中毒主要是因为患者的糖代谢发生了紊乱，身体对葡萄糖的利用率大大降低，体内的脂肪分解速度加快，让人体生成了大量的酮。当体内的酮含量过多，身体无法正常消耗这些生成的酮，就会形成酮堆积现象。酮为酸性，长期在体内堆积，就会导致人们酸中毒。发生这种状况的主要原因可能是饮食失控、外部感染、胰岛素使用不当或是精神创伤等。酸中毒后患者的糖尿病症状会加重，多尿、多饮现象会急剧加重，并且伴有乏力、呕吐等症状。

糖尿病并发高血压

糖尿病并发高血压的症状十分常见，在患者并发症总数中所占比例较大。高血压是形成心脑血管疾病的主要病因，也是危害人体健康的危险因素。当糖尿病患者并发高血压的时候，糖尿病的其他并发症也会加重，患者会感觉烦躁不安、心悸、多汗、手足发抖等。如果出现了糖尿病并发高血压的症状之后，再不及时治疗的话，患者很有可能就会出现抽搐、意识障碍、昏迷等一系列更加严重的症状。

糖尿病视网膜病变

糖尿病视网膜病变主要是指患者患上青光眼或白内障，其中由糖尿病引发的白内障，多半会发生在血糖控制不良的老年糖尿病患者身上。糖尿病性白内障一旦发病，就可以在短短数月甚至数周内发展成完全性白内障，发病速度极快，并且常常会伴有屈光变化。当患者的血糖升高时，近视的现象就会出现；相反，当血糖降低时，则会表现

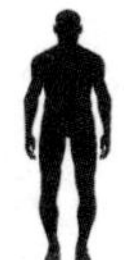

为远视。

糖尿病肾病

糖尿病肾病是糖尿病并发症中导致患者死亡的主要原因，多数糖尿病患者都会合并成肾病，主要是因为微血管病变导致肾小球硬化，最终导致肾功能失调。糖尿病引发的肾病主要分为以下五个阶段。

阶段	临床症状
肾小球高滤过和肾脏肥大期	血糖得到控制之后，一些糖尿病的症状就会得到缓解，部分糖尿病症状会逐渐消失，这个阶段没有病理组织学损伤
正常白蛋白尿期	肾小球的滤过率会高于平时的正常水平，当患者运动之后，尿白蛋白排出率会不断升高，休息后恢复正常
早期糖尿病肾病期	肾小球的滤过率会恢复到正常水平，但是尿白蛋白的排出率会持续增高，这时患者的尿液中会出现微量的白蛋白，患者的血压也会随之增高
临床糖尿病肾病期	肾小球滤过率会持续低于正常水平，患者会大量地排出尿白蛋白，如果进入这个时期，就必须要进行及时正规的治疗，控制患者的尿白蛋白排出量
终末期肾衰竭	尿蛋白量开始持续减少，身体出现明显的尿毒症症状，这个时候，患者必须接受透析治疗

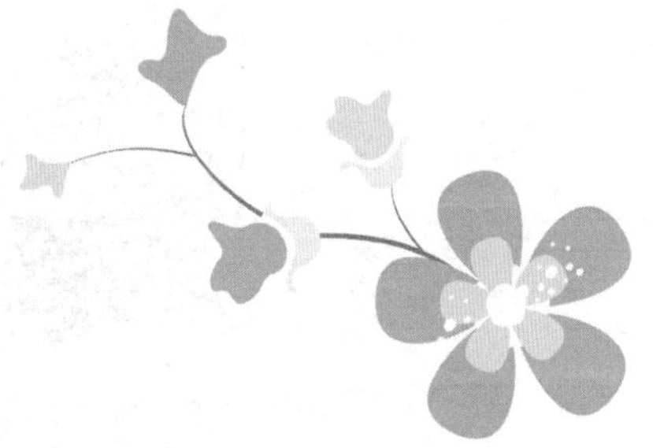

糖尿病能根治吗

有患者家属问我:“我爸爸的糖尿病到底能不能根治?”问这个问题的患者家属有很多，他们关心自己家人的病情，希望自己的家人不受病痛折磨。可是我也只能无奈地告诉他们:“糖尿病到目前为止都不可能被根治。”当我说出这句话之后，患者家属很失望，他们还有这样的疑问：现在电视上、网络上,都有很多广告说糖尿病可以根治,还说哪里的医院专治糖尿病,这些难道是假的吗?患者家属的心情我真的可以理解，现在电视上、网络上的医药广告中出现的“根治”“完全治愈”等字眼，对糖尿病患者具有极大的吸引力。但是在这里我不得不给糖尿病患者浇一盆冷水，我要告诉大家，糖尿病真的不能够根治，广告中宣传的那些千万不要相信。

到目前为止，我们都还没有确切掌握糖尿病的发病机制，所以自然也没有根治糖尿病的方法。说句老实话,现在即便是世界上最顶尖的科学家,他们也不敢说能够彻底治愈糖尿病。因此，迄今为止，世界上根本就没有任何一种药物可以根治糖尿病。虽然现在有科学家认为移植胰岛的方法可以根治1型糖尿病,但是医学界认为这种方法的“根治”结论还有待商榷。在这里，我也只能说，在未来的日子里，胰岛移植有可能会成为治愈1型

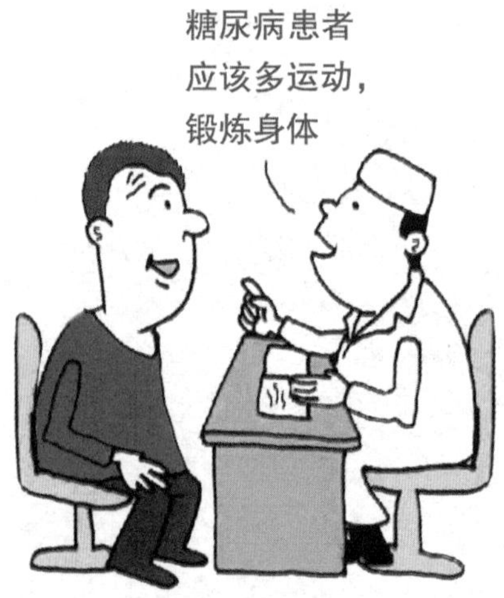

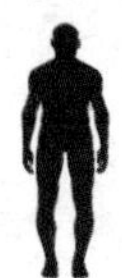

糖尿病的方法。但是在现阶段，1 型糖尿病还被认定为是一种先天性的基因缺陷与后天环境因素影响导致的高血糖终身疾病，所以，在目前的医学条件下，糖尿病还无法根治。

关于一些特殊条件下患上的糖尿病，例如，因为甲亢等疾病引发的糖尿病，又或者是女性在妊娠期间患上的糖尿病，可以随着疾病被治愈或女性自然分娩而消失。但是这类因为疾病或怀孕患上糖尿病的患者，在以后的日子里也需要注意自己的饮食习惯，因为这类人群属于糖尿病高发人群，如果不注意生活习惯及饮食控制，就很有可能再次发病。

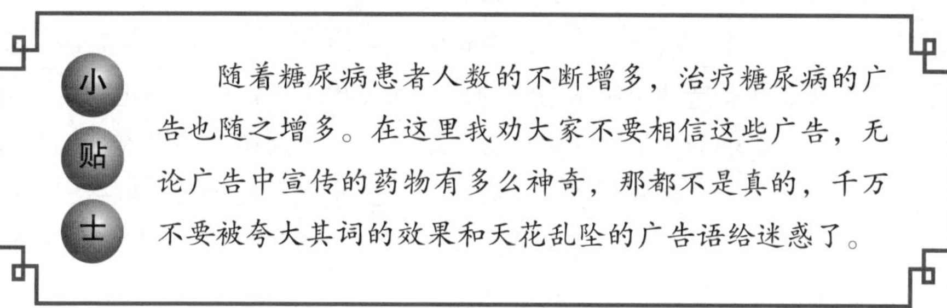

小贴士

随着糖尿病患者人数的不断增多，治疗糖尿病的广告也随之增多。在这里我劝大家不要相信这些广告，无论广告中宣传的药物有多么神奇，那都不是真的，千万不要被夸大其词的效果和天花乱坠的广告语给迷惑了。

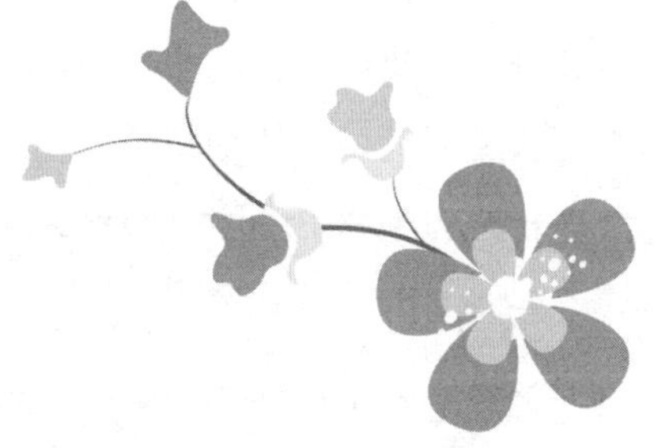

诊断糖尿病

能够及时地诊断出糖尿病，可以让人们更早地进行治疗，把握控制血糖的最佳时期，降低糖尿病并发症的发病率，减少糖尿病患者在患病期的痛苦。

感觉不适，尽快查血糖

很多人感觉身体不适时不会去医院做检查，一方面是觉得身体并无大碍，扛扛就过去了；另一方面是讳疾忌医，害怕自己万一查出什么病，难以接受。其实，有这种想法是不对的，当人体出现不适时，就是在给人们提醒，身体可能出现了某种疾病，如果把握好治疗时机，很多疾病都会因治疗及时而痊愈。虽然糖尿病不能够治愈，但是早去医院至少可以减少病人的痛苦，降低并发症的发病概率。下面我就来给大家说说，糖尿病初期身体会出现的不适症状和糖尿病的诱因。

多尿

多数患者会感觉到自己排尿的次数比之前要多很多，这主要是因为身体内的血糖增高，已经超出了肾糖阈，导致经肾小球滤出的葡萄糖不能够完全被肾小管吸收，最终就形成了“渗透性利尿”。通常糖尿病患者的血糖升高得越快，尿糖就会排泄得越多，尿量也就自然而然地增加了。

多饮

很多患者的初期表现就是感觉“渴”，特别想喝水，每天都会喝大量的水，这是糖尿病患者一个较为普遍的症状。其原因主要是身体的血糖在不断升高，使得体内的血浆渗透压明显升高，加上多尿的原因，身体内的水分快速流失，人体细胞就会发生脱水，这也就更进一步地让血浆渗透压升高，从而刺激了人的口渴神经中枢，让人觉得口渴、想喝水。

乏力

身体乏力是糖尿病患者的普遍感受，这是身体内的葡萄糖不能够被完全氧化造成的。当人体不能够充分利用葡萄糖，并且有效地释放出能量，同时，人体组织失水，电解质失去平衡时，就会感觉到十分乏力，精神也会随着萎靡不振。很多糖尿病患者都会感觉整天没有精神，无精打采，只要工作稍累一些，就会觉得疲惫不堪。

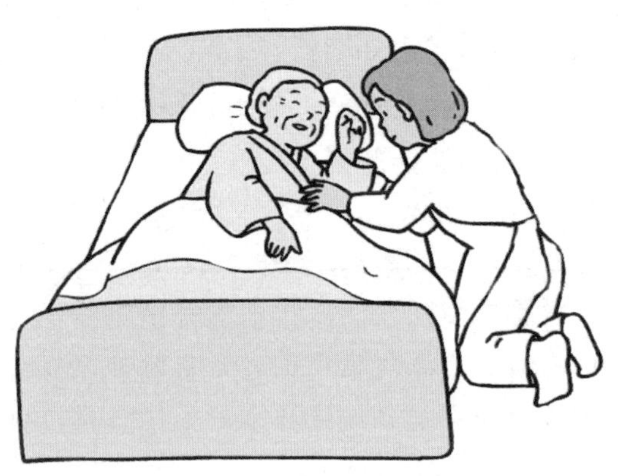

视力下降

糖尿病患者在一段时间内视力会出现下降，这主要是因为高血糖导致晶体渗透压改变，从而让晶体屈光度也跟着发生变化，最终导致人的视力下降。如果糖尿病发现得早，早期血糖控制得好，视力下降之后还可以迅速恢复正常。

体重下降

患上糖尿病不会影响人的食欲，相反，还会让人食欲大增，食量也比正常的时候要大，但是体重不升反而下降。这主要是因为人体内胰岛素缺乏，或人体内出现胰岛素抵抗引发的人体机能不能够充分利用葡萄糖产生的能量，让人体内的脂肪与蛋白质分解速度过快，导致了人的体重下降，甚至有部分患者会出现身材消瘦的现象。

皮肤疾病

人的皮肤每天都要接触外界，发生瘙痒或是长疖子的事情再正常不过了，所以很难将皮肤疾病与糖尿病联想到一起。值得注意的是，大腿经常瘀青，而且总是一大块接着一大块地发生瘀青情况，最终导致整条腿的前面都是黑色的，这种症状其实叫作“胫前黑斑”。如果发生这种情况，就说明糖尿病的病情已经很危险了，应该重视了。

手脚麻木

当人们经常感觉手脚麻木的时候，通常会第一时间怀疑自己的脑血管出现了问题，于是更多的人会选择去看神经内科，但是看过之后却发现没有任何问题。如果遇到这种情况，就去查查血糖。很多糖尿病患者会出现手脚麻木的现象，这种感觉就如同戴着手套、穿着袜子一样，有的严重到甚至连手脚被划破都察觉不到疼痛。如果身体出现了这种现象，就证明糖尿病已经很严重了，绝对不能忽视。

小贴士

糖尿病初期身体变化是极其细微的，因此也常常被人们忽略。我在这里建议大家平时可以多注意一下自己的身体变化，如果感觉到身体不适，就应该及时去测量血糖，避免错过控制血糖的最佳时机。

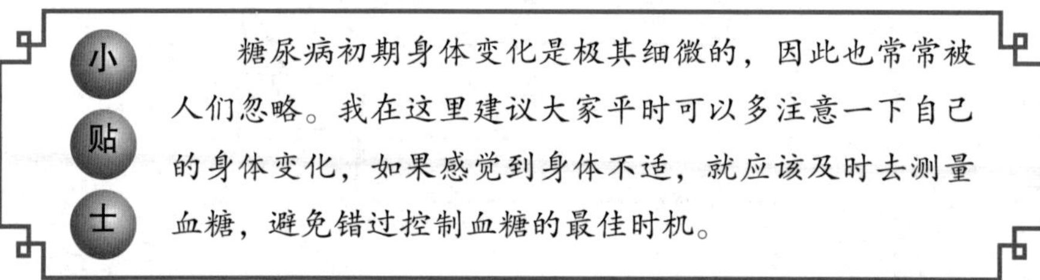

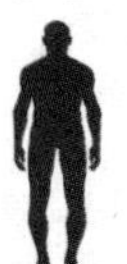

监测血糖有哪些学问

糖尿病患者的血糖变化关系重大，因此，平时的自我监测必不可少。糖尿病患者中有自我监测血糖习惯的患者，死亡率可以降低 51%，并且还可以有效降低患上并发症的危险。也正因为如此，很多糖尿病患者将自我监测血糖看得十分重要，可是有些人的做法不对。下面我就针对自我检测血糖来讲讲这其中都有哪些学问。

监测血糖时间	
空腹血糖	空腹血糖通常是指前一晚 8 点以后不再吃东西，一直到次日的清晨没有进食的血糖水平，空腹血糖可以反映出人体的胰岛素基础分泌功能
餐前血糖	每天午餐和晚餐前测量的血糖为“餐前血糖”，测量餐前血糖主要是用于监测病情
餐后血糖	用餐后 2 小时测量的血糖为“餐后血糖”，测量餐后血糖可以观察用餐对人体血糖的影响，监测餐后血糖也利于查出早期糖尿病
睡前血糖	晚上睡觉前需要注射胰岛素的患者，每天睡前监测血糖，用来判断胰岛素注射的剂量
凌晨血糖	每天凌晨 1~3 点时监测的血糖为“凌晨血糖”，人体在这个时间段血糖会降至最低，正在使用胰岛素或是降糖药治疗糖尿病的患者，可以在凌晨监测自己的血糖水平，可以避免夜间出现低血糖现象
随机血糖	当糖尿病患者出现不适，怀疑自己血糖过高或是过低的时候可以随机检查，方便掌握自己的血糖水平
其他时间	运动前后、情绪波动、感觉不适，又或者尝试吃了一些新的食物之后，都需要监测血糖水平，这样有助于帮助自己维持血糖平稳

自我监测血糖除了要注意监测血糖的时间，在监测血糖时还需要注意以下几个方面。

1. 监测早晨血糖的时候，记得一定要空腹，这样的监测结果才更加准确。

2. 监测血糖时的采血方法要正确，取血方法必须标准，读取血糖数据后要做好记录。

3. 对于刚刚被诊断出患有糖尿病的患者，又或者是刚刚使用胰岛素泵进行治疗的糖尿病患者，每天监测血糖次数为 4~7 次，这样可以更加准确地掌握自己的血糖水平，有效控制胰岛素剂量。

4. 对于血糖控制不理想，或血糖控制始终没有达到标准的糖尿病患者，建议每天最好监测血糖 4~7 次。

5. 当糖尿病患者的空腹血糖大于 16.7 毫摩尔 / 升，糖化血红蛋白大于 10% 的时候，患者应该增加监测血糖的次数，建议每天 4~7 次。

6. 当糖尿病患者通过饮食或药物控制血糖后，血糖较为稳定时，建议每个月可以自我检测 2~4 次，如果血糖控制没有达到标准，建议每周监测血糖不低于 4 次。

7. 病情相对比较稳定，并且长期使用胰岛素控制血糖的 2 型糖尿病患者，建议每周自我检测血糖 1~2 天，每天不同时间段监测 4 次。

8. 糖尿病患者在旅行时、运动前后或是换了一种新的饮食，都要进行血糖的自我监测，便于自己掌握血糖水平。

9. 使用胰岛素时如果对使用的剂量和次数进行了调整，应该多做自我血糖监测，这样可以把握自己的血糖情况，避免发生低血糖现象。

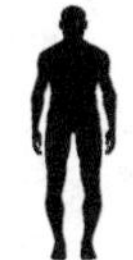

确诊糖尿病，需要去医院做哪些检查

我遇见过很多来医院检查血糖的患者，来之前都不知道糖尿病要做哪些检查。尤其是一些平时工作比较忙或者是上了年纪的老年人，一听到检查就觉得麻烦，想想那些烦琐的检查程序就望而却步了。其实，确诊糖尿病的检查并不是十分复杂的，下面我给大家列举一下，希望可以帮助那些对做糖尿病检查迷茫的朋友们。

血糖

检查血糖是诊断糖尿病的唯一标准，如果是身体已经有明显的“三多一少”症状的朋友，只要做一次异常血糖值就可以诊断是否得了糖尿病。如果身体没有明显的“三多一少”症状，那么需要做两次异常血糖值才能够判断是否真的得了糖尿病。如果是怀疑得了糖尿病，就可以做70克葡萄糖耐量试验，这也可以确诊是否得了糖尿病。

尿糖

当身体的血糖浓度超过肾糖阈的时候，尿糖测试呈阳性。如果肾糖阈增高，那么即便血糖已经达到了糖尿病的诊断标准，尿糖测试也会呈阴性，通常测试尿糖的结果都不作为诊断糖尿病的标准。很多朋友觉得尿糖高就是得了糖尿病，这种说法不完全正确，大家要注意一下。

血脂

一般糖尿病患者都伴有血脂异常，尤其是在血糖控制不好的时候，血脂异常会尤为明显。通常表现为总胆固醇、三酰甘油、低密度脂蛋白胆固醇水平普遍升高，高密度脂蛋白胆固醇水平下降。

尿酮体

如果在检查身体的时候发现尿酮体呈阳性，就说明糖尿病患者已经出现了酮症或酮症酸中毒现象了，出现这种症状十分危险，严重时可以危及糖尿病患者的生命。

糖化血清蛋白

糖化血清蛋白是血清白蛋白与血糖的非酶促反应结合产物，检测糖化血清蛋白可以反映出患者最近1 ~ 3周的平均血糖水平，对于检测血糖有很大帮助。

糖基化血红蛋白

糖基化血红蛋白是血红蛋白与葡萄糖的非酶促反应结合产物，检测糖基化血红蛋白可以反映出患者最近两个月的平均血糖水平，有利于判断2个月内的血糖控制状态，是测试血糖控制状态最有价值的指标。

血清胰岛素和C肽水平

给身体做这个测试，可以反映出人体的胰岛β细胞的储备功能，2型糖尿病在早期的时候，血清胰岛素会保持正常或偏高水平。随着糖尿病病情的逐渐发展，人体的胰岛功能就会逐渐减退，胰岛素的分泌能力也会慢慢下降。

免疫指标

1型糖尿病免疫异常指标指的是胰岛素自身抗体、胰岛细胞抗体以及谷氨酸脱羧酶抗体，其中的谷氨酸脱羧酶抗体阳性率高，持续的时间较长，这对于诊断是否患上1型糖尿病有很大价值。另外，1型糖尿病患者的家属中也存在一定的阳性率，检测免疫指标对于预测1型糖尿病也有很重要的意义。

尿蛋白排泄量

早期的糖尿病患者，如果并发肾病的话，检测尿蛋白排泄量就会显示轻度升高，检测尿蛋白排泄量可以有效地检查出糖尿病患者是否已经并发肾病。

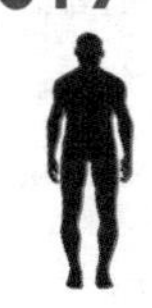

得了糖尿病，别忘筛查并发症

很多糖尿病患者在患病之后，对血糖的控制做得非常好，即使这样也不能避免患上并发症。糖尿病的并发症会涉及眼、足、肾、血管等，有些慢性并发症随着病情的发展也会逐渐加重。慢性并发症发病情况比较缓慢，而且毫无症状，患者在患病的时候很难发现，因此常常会错过最佳的治疗时机。在这里我要提醒各位糖尿病患者，千万不要忘记定期筛查糖尿病并发症。

如果是突然发病的青少年 1 型糖尿病患者，在患病 5 年之后，就应该进行常规的糖尿病并发症筛查了。2 型糖尿病发病比较缓慢，通常患者患病很长一段时间后才知道，这个时候也往往出现了并发症。20% 左右的 2 型糖尿病患者，在确诊糖尿病之后就已经有并发症了，所以只要发现患上 2 型糖尿病就应该进行并发症筛查，从确诊之后每年都要进行最少 1 次筛查，具体的并发症筛查主要有下面几种检查。

眼睛检查

糖尿病并发眼病十分常见，可是患病期间却很难被人发现，尤其是那些原本视力就不太好的患者，眼病并发症就更容易被忽视掉了。通常只有到了糖尿病末期，眼底损害才会影响到人的视力，如果在这个时候才意识到检查眼睛就已经太晚了。因此平时的常规检查还是非常重要的。

眼睛的常规检查包括每年检查 1 次视力，检查视网膜是否出现病变，如果已经出现病变要了解已经病变到几期了，并且积极地开展眼病并发症的治疗。

肾脏检查

糖尿病并发肾脏疾病很普遍，很多糖尿病患者后期都会并发肾脏疾病。检查肾脏的时候，要化验 24 小时尿微量白蛋白、肌酐、尿素氮以及尿蛋白定量，做肾脏检查可以尽早地检查出糖尿病患者是否已经患有肾病。

足部检查

长期患有糖尿病的患者，足部会出现血管动脉硬化或神经损害。检查的时候医生通常会要求患者脱去鞋子和袜子，检查足部是否有老茧或是鸡眼，并且观察足部皮肤是否有干裂现象；询问患者双下肢是否有疼痛、麻木或是针刺的感觉。用手触摸足部的脉动，检查腿部的汗毛是否有缺失，以此来判断足部的血流是不是有所减少。之后再通过仪器检测下肢的神经与血管情况，判断足部是否有溃疡的可能，如果检查出已经出现了足部并发症，应该给予及时、妥当的治疗。

血管检查

糖尿病患者是最容易患上血管疾病的人群，糖尿病患者发生心肌梗死和心绞痛等心脏病变的概率极大，尤其是 2 型糖尿病患者，血管检查十分重要。血管检查包括：测量血压、化验血脂、血管超声、心电图，等等，做这些检查可以有效排除某些已经存在的危险因素，了解自己的血管情况，也有助于糖尿病患者降低发生心脏疾病的风险。

到目前为止，我们还无法阻止糖尿病并发症的发生与发展，因此做好并发症筛查工作就变得格外重要，早期检查出并发症的患者可以得到及时、更好的治疗。最后，我建议大家最好定期到医院做一个糖尿病并发症筛查，这对于一些糖尿病慢性并发症患者会有很大帮助，也可以减轻患者的并发症痛苦。

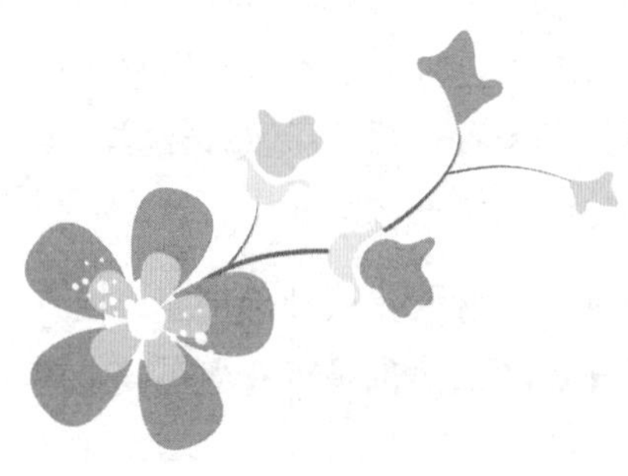

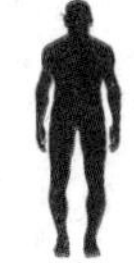

定期体检是发现糖尿病的最好方法

之前我已经跟大家聊了很多关于糖尿病的症状，相信大家对糖尿病的“三多一少”已经有所了解了。可是往往有些人在发病的时候，糖尿病的早期症状并不明显，尤其是有些糖尿病早期症状，比如说皮肤病或是牙周

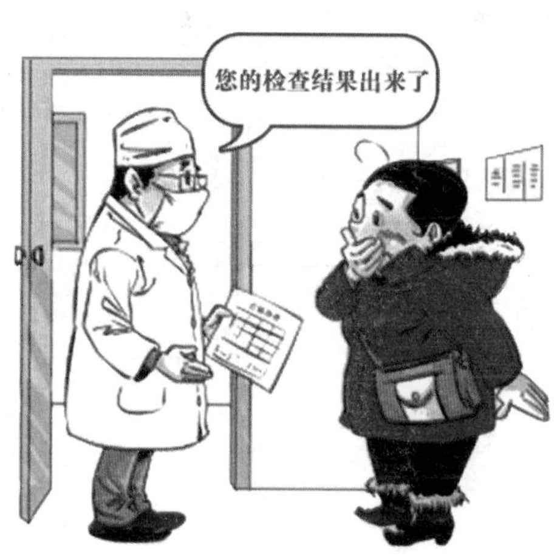

炎，这些病症生活中也很容易发生，很多人不会将这些病症联想到糖尿病身上，所以，这些糖尿病早期症状往往会让人忽略掉。如果不能在糖尿病早期的时候就发现自己已经患病,那就等同于让糖尿病成了人类健康的“隐形”杀手。

虽然说很多糖尿病患者早期都会有“三多一少”的表现，但是有些老年人的表现却不是十分明显。这是因为老年人饭后的胰岛素分泌功能会有一个先弱后强的过程，胰岛素分泌量会先少后多，这个时候人体的血糖就会被人体的组织充分利用，所以老年人在患病初期饥饿感并不强烈，有些老人平时食欲就不是很旺盛，吃的东西就不会很多，所以饥饿感自然也就不会特别明显。

很多老年人的体形都会比较肥胖，肥胖可以影响大脑皮层口渴的中枢神经，让口渴的中枢神经灵敏度下降，所以口渴的现象自然也就不明显了。另外，老年人本身肾脏功能就处于一种下降的趋势，所以肾脏的尿量也不会很大，平时尿多的现象也会相对不明显，这类患者我们管他们叫作“无症状糖尿病患者”。

也许很多人会觉得这种无症状糖尿病患者好像很少，其实，临床上这种糖尿病患者一点儿都不少，占糖尿病患者总数的一半左右。这也说明了，在所有的糖尿病患者当中，很多糖尿病患者早期是没有任何征兆的，他们的身体没有表现出典型的糖尿病症状，所以，很难发现他们已经患病，这是非常危险的，因此，做体检也就变得更加重要了。

我遇见很多患者被确诊为糖尿病患者后，都显得一脸茫然，他们完全不知道自己怎么就得了糖尿病了。其实，能够让他们觉得不可思议的不仅仅是糖尿病来得突然，还因为他们的身体居然一点儿征兆都没有，因此，定期体检也是唯一的能够发现无症状糖尿病的方法，尤其是年龄超过 40 岁的中老年人，必须要定期做血糖检查，这样才能避免莫名其妙地患上糖尿病。

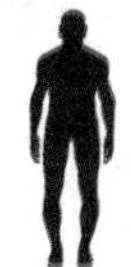

治疗糖尿病

到目前为止，糖尿病仍然没有根治的方法，但是可以通过一些治疗手段来帮助患者控制好血糖。糖尿病患者要树立起战胜疾病的信心，并且掌握控制血糖的方法，这对于控制糖尿病病情发展有很大帮助。

得了糖尿病必须配合治疗

糖尿病绝对是一个非常麻烦的疾病，人一旦患上了糖尿病，饮食、生活上都需要十分注意。如果不积极配合治疗，血糖一旦控制不住，糖尿病就会越发严重，还会引发各种可怕的并发症。有一部分患者跟我反映过一种现象，他们说血糖不受自己控制，在医院控制得很好，可是回到家血糖就会飙升。

我同学的父亲得了糖尿病，之前在医院治疗过一段时间，血糖一直控制得都不错，可回家后没多久又来医院了。他出院时的血糖已经恢复到正常水平了，可是这次来到医院时血糖居然是出院时的 2 倍，仔细询问之下才知道，原来同学的父亲回到家之后，以为自己的血糖不会有任何问题了，于是就开始放开胃口大吃，饮食上与医生的要求完全背道而驰，所以，又再次因为血糖过高入院。

有的糖尿病患者，在医院的时候有护士帮忙提醒吃药和打针，所以血糖控制得很不错。可是出院之后没有了护士的提醒，降糖药常常是想起来就吃，想不起来就不吃，打针也是如此。有的时候觉得自己的血糖没什么问题就不打了，抱有这种侥幸心理的患者不在少数，治疗糖尿病的过程中也最怕患者有这种心理。要知道糖尿病一旦得上，就不可能彻底治愈。所谓的治疗效果好，只能说明一段时间内血糖控制得不错，可是并不代表糖尿病已经不存在了。如果在这个时候放弃治疗，那么之前所有的努力也都前功尽弃了，反复发作的病情还会影响以后控制血糖的平稳性。因此，我在这里提醒各位糖尿病患者，得了糖尿病必须要配合治疗，治疗糖尿病千万不要有“三天打鱼，两天晒网”的行为。

糖尿病的药物治疗

现在有很多不法分子利用糖尿病患者想要急切治愈疾病的心理，打出“祖传秘方”“最新科技”“专家强力推荐”等，这种情况千万不要相信，不仅被骗了钱，而且药也许会有副作用。

我国糖尿病患者对糖尿病知识了解得太少了，可以说一大部分患者仍处在相当“无知”的状态。这也给那些江湖游医、骗子的出现提供了土壤，而且很多中老年人患者图省钱，很容易就上了对方的当。如果多了解一点相关知识，根本就不会被骗，而且还会对自己病情的控制有很大的好处。

糖尿病患者要相信科学，千万不要被一些“包好、痊愈”的虚假宣传蒙蔽，这样不仅延误病情，还可能造成严重后果。要对糖尿病有一个清楚的了解，这是一种终身需要治疗的慢性疾病，而且每一个患者的情况都有所不同，该吃什么药，该打什么针，该如何控制饮食，该如何进行锻炼，这些都要根据患者的详细病情，经由专业医生指导。

认识 6 种降糖药

目前，药店里的降糖类产品种类繁多，很多糖尿病患者对此一头雾水，不知如何区分购买。其实口服降糖药物无外乎以下六大品类。

1. 磺脲类。主要通过刺激体内胰岛 β 细胞增加胰岛素分泌而发挥降糖作用，适用于胰岛功能尚未完全丧失的 2 型糖尿病患者。但是它的不良反应是低血糖。磺脲类药物降糖作用很强，大多数磺脲类药物所刺激出的胰岛素分泌需要经过 1.5 小时才能达到峰值（简称“达峰”），为使胰岛素分泌达峰时间与餐后血糖达峰时间同步，以有效地降低餐后血糖，第二代磺脲类药物应该在餐前半小时服用（第三代药物格列美脲可以餐前即刻服用）。

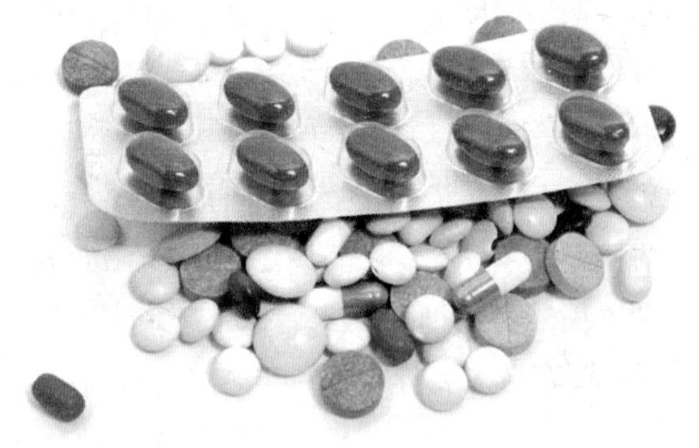

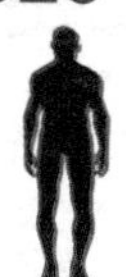

代表药物：格列本脲、格列吡嗪、格列齐特、格列喹酮、格列美脲。

2. 格列奈类。此类药物起效更快、达峰更快、作用维持时间较短，可有效控制餐后血糖，而且不会引起严重的低血糖、不引起肝脏损害，有中度肝脏及肾脏损害的患者对该药也有很好的耐受性，药物相互作用较少，适用于餐后血糖的控制。适合老年人、轻度糖尿病肾病患者以及饮食不规律者。

注意：格列奈类药属于餐后胰岛素分泌调节剂，可有效控制餐后高血糖，不能有效地降低基础血糖即空腹血糖。

代表药物：瑞格列奈、那格列奈、米格列奈。

3. 双胍类。此类药物不刺激胰岛素的分泌，主要通过促进外周组织摄取葡萄糖、抑制葡萄糖异生、降低肝糖原输出、延迟葡萄糖在肠道的吸收，由此达到降低血糖的目的。同时兼有降脂、减肥及保护心血管的作用，尤其适用于肥胖的 2 型糖尿病患者。该类药物虽不能单独用于 1 型糖尿病的治疗，但是 1 型糖尿病患者在应用胰岛素的基础上，如血糖波动太大时可以加用该药，有助于平稳地控制血糖。

此类药物常见的不良反应有胃肠道反应，如口干、口苦、金属味、食欲减退、恶心、呕吐、腹泻等。此药主要从肾脏排泄，肾功能不全者禁用，心衰、缺氧患者慎用。

代表药物：二甲双胍。二甲双胍降低空腹血糖效果好，该药对血糖在正常范围者无降血糖作用，单独应用不会引起低血糖，与磺脲类合用可增强其降糖效果。

4. α－葡萄糖苷酶抑制剂。此类药物可延缓肠道对碳水化合物的吸收，可以抑制肠道的 α－葡萄糖苷酶，延缓大分子多糖、双糖的分解和吸收，可降低餐后血糖。可适用于绝大多数餐后血糖较高的 1 型和 2 型糖尿病患者。该类药物降糖效果缓和，单用时不会引起低血糖，但与磺脲类或胰岛素合用时仍可发生。当低血糖发生时，进食淀粉类或者双糖类（如蔗糖）食物无效，应及时补充葡萄糖。由于该类药物的作用底物是食物中的多糖、双糖，所以，该药在服用时应与第一口饭一起服用，否则不能发挥作用。

该类药物的主要不良反应是腹胀、排气过多、腹泻等胃肠道反应，因此，有消化道疾病以及疝气的患者忌用。需要注意的是个别患者服用阿卡波糖会引起严重的肝损害，为慎重起见，有严重肝损害的 2 型糖尿病患者也最好不用阿卡波糖。

代表药物：阿卡波糖、伏格列波糖。

5. 噻唑烷二酮类。也称为“胰岛素增敏剂”，它能够增加胰岛素受体的“亲和力”，也就是说能增强机体对胰岛素的敏感性，改善糖代谢及脂质代谢，能有效降低空腹及餐后血糖，适用于伴有明显胰岛素抵抗的 2 型糖尿病患者。既可以单独应用，也可以与其他药物联用。单独服用该药不会引起低血糖，而且餐前、餐后都可以服用。

这种药物的不良反应很严重，脸部和手脚浮肿，体重迅速增加，心功能不全或肝功能异常的糖尿病患者禁用。

代表药物：罗格列酮、吡格列酮。该药起效较慢，需要 2 ~ 3 周才明显见效，但作用持久。

6. 肠促胰素类。这是一类新型口服降糖药，能通过刺激胰岛素的分泌来降低血糖。此类药物对胰岛素的刺激作用是血糖依赖性的，血糖高就刺激，血糖不高就不刺激，所以，很少引起低血糖。

代表药物：西格列汀。

胰岛素及其类似药物是一大类需要注射的降糖药物。胰岛素是最有效的糖尿病治疗药物之一，胰岛素制剂在全球糖尿病药物中的使用量也位居第一。对于 1 型糖尿病患者，胰岛素是唯一治疗药物，此外，半数以上的 2 型糖尿病患者最终需要使用胰岛素。

糖尿病患者要学会分辨不同的降糖药物，对自身病情以及各种药品有一个清晰的认识，这样才能配合得当，控制好病情。

如何选择药物

每个糖尿病患者都知道选择最适合自己的药物对病情控制有很大的意义，但是没有医生的指导就会很茫然，想当然地认为贵的就是好的，而且现在市场上的药物种类繁多，个别还存在夸大疗效的嫌疑。在这种情况下如果不会选择药物，就很可能买了很贵的药物却收效甚微。其实，选择药物时只要遵循一些标准，一点儿都不难，我给糖尿病患者们讲解一下如何选择适合自己的药。

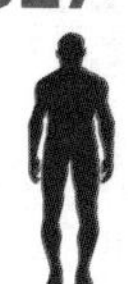

1. 根据糖尿病类型选择药物。1 型糖尿病患者必须终身使用胰岛素；2 型糖尿病患者则可以使用口服抗糖尿病药物。

2. 根据体形选择药物。如果实际体重超过理想体重 10%，则认为体形偏胖，首选双胍类或 α－葡萄糖苷酶抑制剂，因为该类药物有胃肠道反应和体重下降的副作用，对于超重或肥胖患者来说，正好化害为利，但是若肾功能已经有损害就应该停用或不用该药。如患者有缺氧性疾病，如心衰、慢性阻塞性肺病等，也应该避免或谨慎使用该药。可以在餐前、餐中或餐后服药，具体的时间视患者的胃肠道副作用而定。如果实际体重低于理想体重 10%，则认为体形偏瘦，应该优先使用胰岛素促分泌剂(包括磺脲类和苯甲酸衍生物)，因为该类药物有致体重增加的副作用，对于消瘦者很合适。

3. 按血糖类型选择药物。如果是单纯的餐后血糖高，而空腹和餐前血糖不高，则首选 α－葡萄糖苷酶抑制剂；如果以餐后血糖升高为主，伴有餐前血糖轻度升高，应首先考虑格列奈类；如果空腹血糖、餐前 2 小时血糖高，不管是否有餐后血糖高，都应考虑用磺脲类、双胍类或噻唑烷二酮类。

4. 按并发症选择药物。糖尿病患者的并发症不容小觑，如有高脂血症、高血压、冠心病等并发症就要考虑使用双胍类、噻唑烷二酮类和 α－葡萄糖苷酶抑制剂；如果患者有胃肠道疾病，最好不要使用双胍类和 α－葡萄糖苷酶抑制剂；如果患者有慢性支气管炎、肺气肿等肺通气不良的疾病，则要慎用双胍类；肝病慎用噻唑烷二酮类；如果有较严重的心、肝、肾、肺等全身疾病，则最好使用胰岛素。

5. 按年龄选择药物。这也很重要，很多时候适用于年轻人的药物并不适用于老年人，老年人对于低血糖的耐受能力差，不宜选用长效、强力降糖药物，而应选择服用方便、降糖效果温和的降糖药物。儿童患 2 型糖尿病，目前，只有二甲双胍被 FDA 批准用于儿童。

有些糖尿病患者担心自己用的药不是最好的，服药才几天，对血糖控制程度不满意就急于换药。每次听说有新药都想去试，频繁换药。有的甚至看见别人用的药好，也跟着去买。其实这些都是不可取的，疗效不佳是要换药的，但是所谓的“好药”只是最适合患者病情的药物，每个人适合的药都是不一样的。

此外,还有一些常出差、进食不规律的患者,应选择每天1次的药物(如格列美脲)服用更为方便、合适,顺应性更好。选药不是买衣服,不能只选最贵的,要选择最适合自己病情的,这样才能有利于糖尿病患者的自身健康。

口服降糖药能不能停用

对于多数2型糖尿病患者来说,想把血糖控制良好最好的办法就是饮食治疗、运动治疗和药物治疗联合作用,口服降糖药是非常重要的一个环节,一旦停用了降糖药,高血糖很快就会卷土重来。

降糖药跟退烧药是一样的,只是在帮助患者降血糖,但并不能根治糖尿病,就像退烧药吃了之后能退烧,但是不会保证你这辈子都不发高烧。糖尿病患者胰岛的问题是一直存在的,所以,停药之后血糖很容易再次"撒野"。看到这里,糖尿病患者也不要悲伤沮丧,有一部分患者在血糖控制良好之后,严格控制饮食,加强运动锻炼,是可以停用口服降糖药的。

糖尿病患者如果真想停药,可以在血糖偏低的时候停药,一方面是为了避免低血糖;另一方面则可以测试一下自己的血糖控制脱离了降糖药还是不是良好,而且一旦血糖迅速升高,完全可以在血糖升至常规范围的时候重新服药,这样就大大减少了危险。

其次,停药要逐渐进行,一片一片地减,不能说停药就一片药都不吃了,逐渐减少药的剂量,给自己找一个缓冲期,出现问题重新改回原来的剂量即可。还有,很多糖尿病患者容易好了伤疤忘了疼,血糖控制稳定之后,降糖药不用吃了,就自认为糖尿病好了,饮食控制也放松了,这很容易造成病情的反复。在这里我提醒一句,即便降糖药不用吃了,饮食控制与运动锻炼也不要停止,即便是血糖真的控制得完美,那也要有一个合理健康的饮食以及良好的运动习惯。

停药之后也要时常测量血糖,及时发现血糖问题,采取相应措施,别等出现了高血糖才知道血糖又不稳定了,这一点一定要注意。

有很多患者都觉得西药副作用大或者怕影响肝肾功能,回到家里就擅

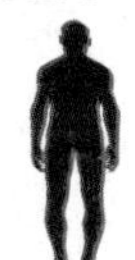

自停药，又或者吃保健品和中药，导致血糖忽高忽低。目前，临床上使用的各种正规降糖药物都是经过层层筛选，在反复动物试验和多年临床验证的基础上确认安全、有效的药物，其副作用并不严重，一些糖尿病患者在服用降糖药期间发现肾功能异常，但这多半是糖尿病本身造成的，所以，糖尿病患者应该放宽心。

如果患者肝肾功能有问题，那么再服用降糖药就会出现问题，不过医生在开降糖药的时候都会对患者做详细检查，他会确定患者肝肾功能没问题才有针对性地开药，而且糖尿病患者要定期检测肝肾功能，及时发现病情。所以只要在医生的指导下正规服药、定期监测肝肾功能，完全可以长期放心服用降糖药。

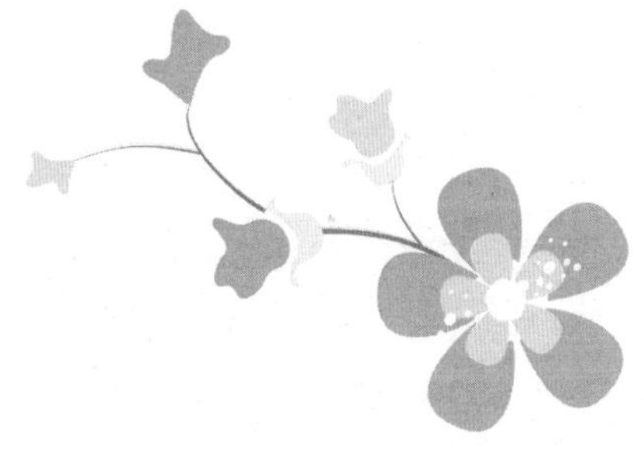

饮食疗法防治糖尿病

饮食疗法实际上是控制血糖最基本的措施，无论是哪种类型的糖尿病，病情是否严重，使用哪一类的药物治疗，都和患者平时的饮食有相当大的关系。糖尿病患者通过饮食疗法可以减轻胰岛的负担，也可以改善自己的血糖，生活中如果能够合理地控制摄入饮食的总热量以及食物的比例，就可以很好地防治糖尿病。

每天身体摄入总热量的多少，对糖尿病控制起到了至关重要的影响，糖尿病患者应根据自己的病情、身高、体重、年龄以及每天的劳动强度来摄入不同的热量。

成年人的标准体重（千克）的计算方法为：[身高（厘米）−105]×0.9

	成人的能量需求量（千焦 / 千克 / 天）			
体形	卧床休息	轻体力劳动	中体力劳动	重体力劳动
正常	62.8~83.7	125.6	251.1	167.4
肥胖或超重	62.8	83.7~104.6	125.6	251.1
消瘦或低体重	83.7~104.6	251.1	167.4	188.3

儿童的能量需求量为：1 岁儿童为 4185 千焦 / 天，此后每增加 1 岁增加 418.5 千焦 / 天，青春期后按照成人标准计算。

营养素的摄入标准

【脂肪】

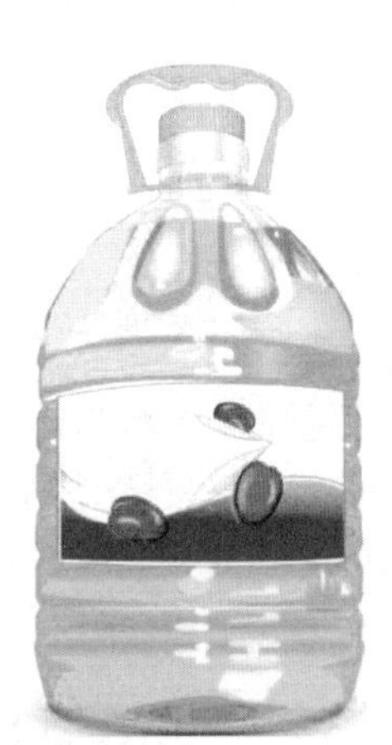

每人每天脂肪的摄入量不应该超过总热量的30%，每天患者的摄入量应该控制在每千克体重0.6~1克，如果是肥胖或是超重患者，摄入量应该小于40克/天。对于饱和脂肪酸的摄入量，应该控制在少于总热量的10%，并且适当地增加不饱和脂肪酸的摄入比例。建议糖尿病患者吃富含亚油酸的茶籽油、玉米油、橄榄油、葵花籽油，这样可以有效防止动脉粥样斑块形成。也可以摄入一些鱼油，鱼油可以起到降压、降脂、抗凝等作用。

【蛋白质】

每人每天摄入的蛋白质应占总热量的20%，成人每天摄入蛋白质的量为每千克体重0.8~1.2克，其中孕妇、哺乳期妇女、儿童每天摄入蛋白质的量为每千克体重1.5克。其中动物蛋白质的摄入量应该占总比例的1/3或1/2。如果是肥胖人群，可以考虑降低脂肪的摄入量，适当增加蛋白质的摄入比例。动物蛋白质指的是：牛肉、鱼类、鸡蛋、牛奶、禽类、瘦肉等。如果是合并糖尿病肾病患者，每天进食蛋白质的量不宜超过每千克体重0.8克。

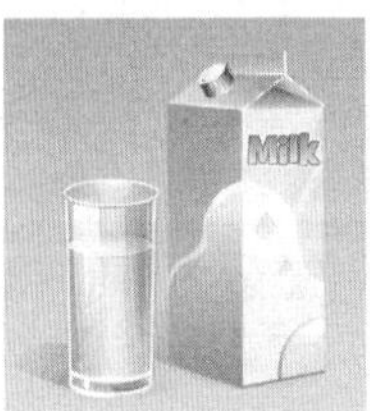

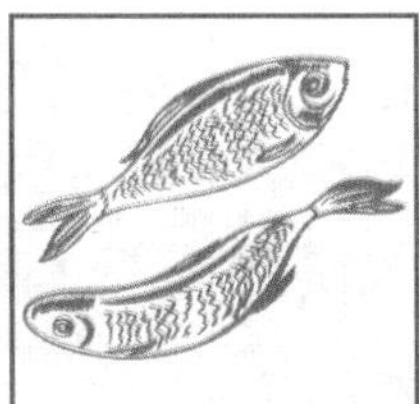

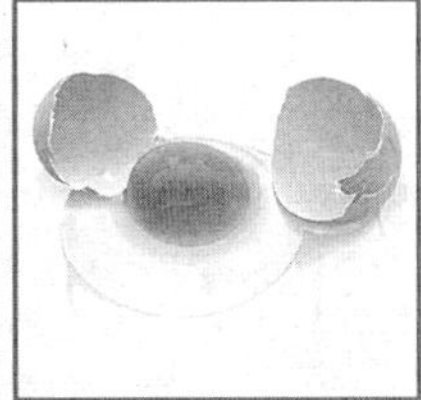

【膳食纤维】

成人每天应该摄入食物纤维 20~35 克。豆类、麦类、水果、蔬菜、紫菜、海带等食物富含可溶性食物纤维，吃到肚子里可以转化为果酸、豆酸以及藻胶，这些物质可以延缓人体对碳水化合物的吸收，可以帮助胰岛减轻负担，改善人体的糖代谢功能，还可以降低胆固醇和低密度脂蛋白胆固醇。豆类、谷类、粗粮这些食物富含非可溶性纤维，可以增加人体排出的粪便体积，促进肠蠕动，可以有效防止糖尿病患者发生便秘的情况。

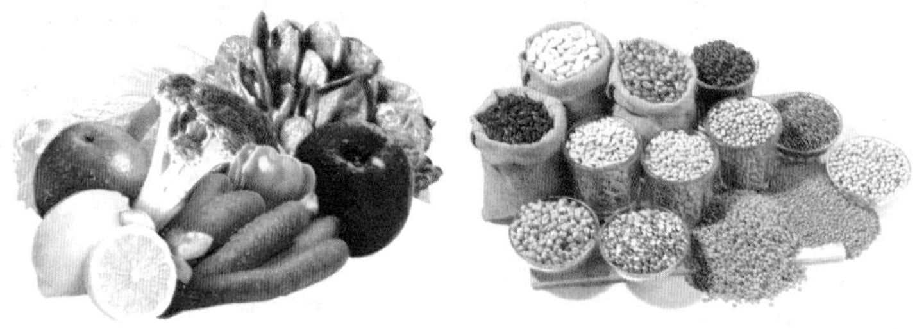

【碳水化合物】

成人每天摄入的碳水化合物约占总热量的 55%，每天摄入碳水化合物的量最好控制在 250 克，也就是约 300 克的粮食。如果是肥胖或是超重的患者，应该控制在 130~200 克 / 天，也就是约 150~250 克粮食。糖尿病患者的粮食应该选择含植物纤维较多的全麦制品或杂粮，例如，玉米、小米、燕麦、荞麦等。

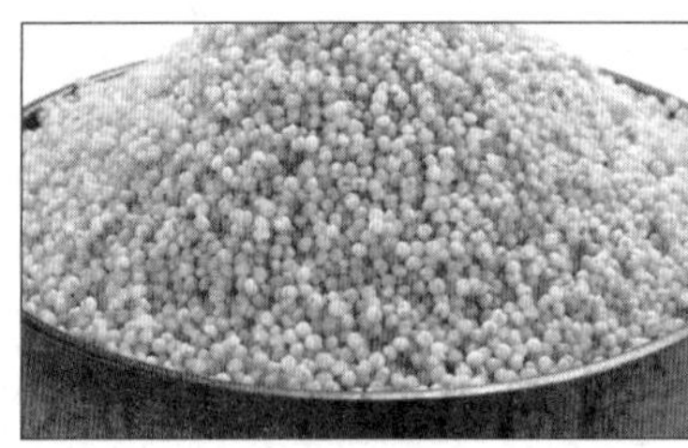

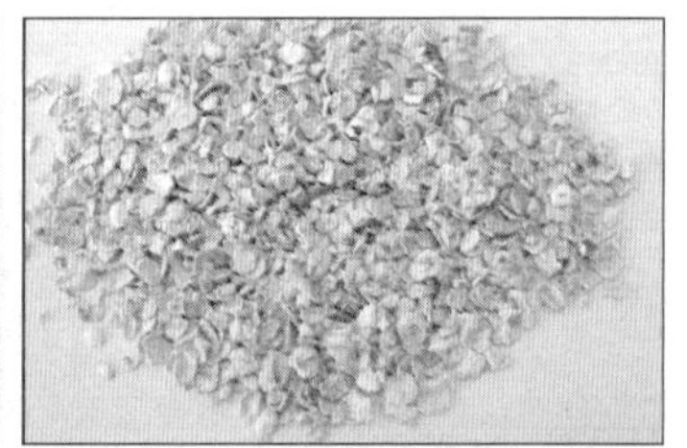

运动疗法防治糖尿病

运动对人类健康好处多多，尤其是2型糖尿病患者，规律的运动可以带给他们很多好处，下面我就来说说运动疗法对于糖尿病的防治都有哪些好处。

※ 长期运动可以减少体内的脂肪含量，尤其是腹部的脂肪含量，这样可以有效地帮助人们提高肌肉对葡萄糖的利用能力，有效减少糖尿病的发生。

※ 长期运动可以降低人体的低密度脂蛋白和三酰甘油的浓度，同时还可以提高高密度脂蛋白的浓度，可以有效地改善纤维蛋白的溶解活性，防止人们形成血栓，对于心血管疾病也有一定的防治作用。

※ 长期运动可以提高人体的胰岛素敏感性，降低人体内血浆胰岛素水平，可以起到有效改善葡萄糖代谢的作用。

※ 坚持每天做运动，还可以让一些糖尿病的高危人群延缓发病。

运动疗法会给糖尿病患者带来很多意想不到的好处，但是运动疗法并不完全适合所有的糖尿病患者。例如，一些病程比较长的老年糖尿病患者，运动疗法对他们来说并不是很好，相反还会带来一些不良后果，严重的还可能引发心血管疾病，比如心肌缺血或梗死。运动不当还会引起代谢方面的问题，会引发患者低血糖、酮症或高血糖等后果，因此，在做运动之前，最好先给自己的身体做一下评估，看看自己究竟适不适合运动。评估的内容包括：

1. 做身体检查，了解自己最近的身体状况，结合自己以往的病史，来评估一下自己是否能够适应运动疗法。

2. 足部检查，了解自己足部是否存在病变，运动是否会给足部健康带来不良影响。

3. 饮食方面要继续控制，并且注意自己的用药，因为运动会对饮食和用药都带来不小的影响，所以一定要重点注意。

4. 心血管检查，必须了解自己的心血管是否已经存在疾病，如果已经存在疾病就不适合运动疗法。运动会对心血管造成一定影响，如果心血管有疾病还坚持运动，就可能会有不良后果发生。

5. 神经检查，检查自己的神经中枢是否正常，是否能够完成运动。

6. 运动时要注意自己的血压、脉搏以及心电图，注意观察自己的身体变化，如果不适应就立刻停止。另外，还要监测自己运动后的立位血压、血糖、尿蛋白排泄，了解运动对身体的影响究竟有多大。

7. 眼底检查，因为运动会影响微血管，如果眼底有疾病，运动影响微血管后很可能造成眼底出血，这个一定要注意。

最后，根据自己的评估结果制订一个运动计划，运动的强度、次数以及方式都要循序渐进，切忌初次运动强度过大。患者在运动期间一定要注意观察自己的病情变化，注意调整运动方式，最好长期坚持做有规律的有氧运动，这样对糖尿病的防治有很大帮助。

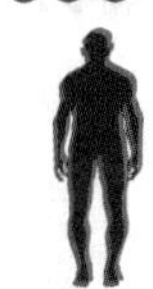

中断治疗最可怕

2 型糖尿病的发病速度极为缓慢，很多患者也因为发病比较缓慢而忽略了糖尿病的危害。工作中我遇见过很多治疗了一半就中断治疗的糖尿病患者，他们多数觉得自己已经好了，根本不需要再治疗了，最终也都尝到了中断治疗的可怕结果。

医生，我差不多已经好了，根本不需要再治疗了。
啊！您回去还是要继续控制饮食，注意监测自己血糖的呀！

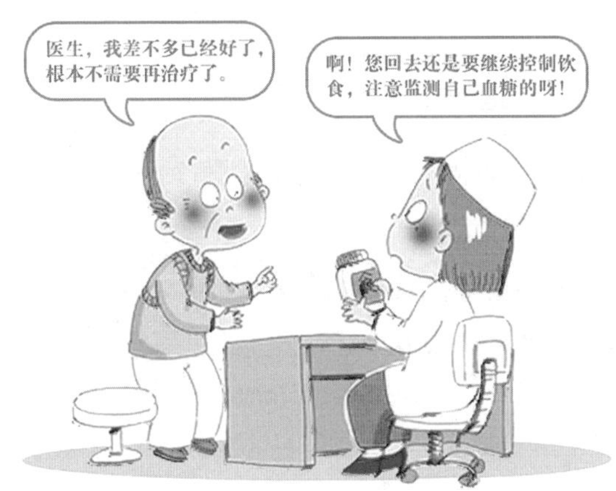

我的患者李先生 3 年前被查出患有 2 型糖尿病，因为来医院检查的时候是患病初期，加上治疗得比较及时，所以李先生的病情一直都十分稳定。在医院接受了一段时间的治疗之后，李先生就出院回家休养了。临走前我千叮咛万嘱咐一定不要中断治疗，让他回去继续控制饮食，注意监测自己的血糖水平。

出院不久的李先生一直都认真地服药，对于饮食的控制也非常得当，出院后的前半年血糖控制得一直都不错，身体状况也非常好。可是，就在前不久李先生又再次入院了，这次李先生的情况有些糟糕，他的糖尿病肾病并发症十分严重，全身已经开始出现浮肿现象了。结果检查发现，他的肌酐已经升到了 360 微摩尔 / 升，这说明李先生已经进入了尿毒症期了。

当得知自己的病情这么严重的时候，李先生自己也吓了一跳。他完全不敢相信，糖尿病已经严重到这个阶段了。仔细询问后我才知道，李先生出院后由于血糖控制得不错，久而久之就开始松懈了，口服药也不再像以前那样按时吃了，饮食方面也对自己放宽了政策，想吃什么就吃什么，宵夜也会偶尔吃一些，结果一来二去就到了今天这种地步。

我从事医疗工作这么多年，遇见过许许多多像李先生这样的患者，他们总是以为自己血糖控制得不错，于是就有一顿没一顿地吃药，有的患者甚至不吃药，全部依靠饮食控制来控制自己的血糖。虽然刚开始的时候，糖尿病患者不会感觉到身体有任何的不适，但是时间一长，糖尿病的病情就在潜移默化中逐渐加重。其中有很多患者都不会监测自己的血糖，所以血糖高上来了也不知道，最终引发了糖尿病并发症。

糖尿病平时不痛不痒，很容易让人忽略这个病的存在，也容易让人麻痹大意。尤其是一些老年糖尿病患者，他们觉得自己的血糖已经稳定了，糖尿病就已经好了。其实糖尿病根本没有好，只是病情稳定了而已，一旦这个时候中断治疗，之前血糖平稳的现象就会被打破，很快血糖就会高上来，随之而来的还有各种可怕的糖尿病并发症。

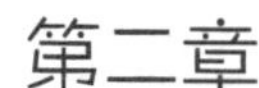

第二章

控制饮食，降糖的第一要务

众所周知，饮食是导致糖尿病的重要原因，在糖尿病患者患病期间，如果不注意控制饮食，血糖就难以平稳。糖尿病患者中，多数患者曾经的胰岛功能与血糖都是正常的，之所以会成为糖尿病患者，其实是因为血糖出现了异常，身体的糖代谢能力逐渐下降所致，这与患者平时生活中的糖摄入量有极大关联，平时饮食中糖分太高，很容易给胰岛带来负担，长此以往就会导致代谢紊乱，最终也就形成了糖尿病。

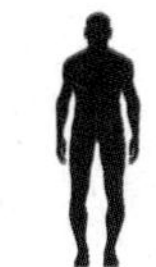

严格遵守饮食原则

制定热量摄入标准

糖尿病患者必须进行总热量的控制。各类型糖尿病患者应根据自身情况制定相应的热量摄入标准，这与其身高、体重、年龄、性别、劳动强度有密切关系。每天所摄入的热量应稍低于当天活动所需的热量，这样可严格控制热量过剩。对体重低于标准值的患者，热量摄入应稍有提高。

三大营养素摄入应均衡

糖尿病患者应该科学合理地安排饮食，在总热量明确的前提下，再决定对血糖影响最大的三大营养素的摄入量，三大营养素占全日总热量的比例为：蛋白质 15%，脂肪 20% ~ 25%，碳水化合物 60% ~ 70%。即蛋白质为每日每千克体重 1 ~ 1.2 克，脂肪为每日每千克体重 1 克，碳水化合物需求量由全日总热量中减去蛋白质及脂肪的热量后再除以 4，即可得出其全日碳水化合物的需要量。

少食多餐，定时定量

大多数 2 型糖尿病患者的胰腺尚有一定的功能，他们的空腹血糖并不高，但进食后，血糖会升高，不好控制，因此，严格执行饮食定量标准至关重要。做到定时、定量，不多吃、不少吃。如必须注射胰岛素的患者，饮食控制应与胰岛素注射剂量相配合，这样才有利于疾病的控制。

营养摄入应合理平衡

平衡膳食是一种科学的、合理的膳食，在保证最低热量摄入的基础上，应调节好糖（碳水化合物）、蛋白质、脂肪、维生素、矿物质的摄入。食品选择上应注意多吃低糖、低脂肪、高蛋白、高纤维素的食物，水分摄入要充足。应少盐、少胆固醇、少饱和脂肪酸的摄入。不要偏食，不要专吃高营养的补品，这一点尤其应该重视。

多吃有益于降血糖的食物

多吃高纤维食物，如荞麦、燕麦、圆白菜、海带、苹果、橘子、橙子等，这类食物不仅可补充大量维生素，还可以降血脂，延缓葡萄糖的吸收，稳定血糖。

多吃含镁食物，如冬菇、蘑菇、紫菜、芝麻、虾米、各种豆类及豆制品等。

多吃有降糖作用的食物，如芹菜、空心菜、苦瓜、魔芋、香菇、柚子、人林等。

最好不要饮酒

酒精能产生大量的热量，对血糖的监测有重要影响，会引起血糖波动。对于糖尿病患者来说，饮酒会引起疼痛、麻木等症状。如不能戒酒，女性每天不要超过 1 杯，男性每天不要超过 2 杯。另外，千万别空腹饮酒，尤其是正在注射胰岛素或者服用其他药物的病人，饭前空腹饮酒危害大。

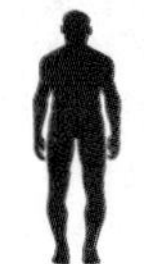

怎样搭配一日三餐

糖尿病患者究竟应该如何安排自己的一日三餐呢？我认为，关键在于真正理解糖尿病饮食的原则，并根据年龄、血糖控制情况、有无并发症等具体情况具体安排。为了便于糖尿病患者掌握，我总结出了简明的饮食处方原则，可供参考。

糖尿病患者的饮食要求是低热量饮食，而非低糖饮食，一般要求低脂、适当碳水化合物和蛋白质。

粮食：糖尿病患者每天的主食量一般不宜超过 400 克，但也不是越少越好，一般在 200 ~ 400 克比较适宜。顺便说一下，这里的主食是指未经加工的生粮食。粮食做成饭时重量增加，肉类做成菜时重量减轻。

肉类：糖尿病患者完全不吃肉食会造成营养不良，而且可能造成多吃主食的现象。所以，一般各种肉食总量，糖尿病患者每天可以控制在 50 ~ 150 克，以鸡肉、鱼肉、瘦猪肉、瘦牛羊肉为宜。笼统地说，能吃鱼不吃肉，能吃鸡鸭不吃猪牛羊肉，能吃瘦肉不吃肥肉。兔肉含胆固醇少，糖尿病患者可适当多吃点。

豆制品：豆制品可以补充蛋白质，对血糖影响不大，糖尿病患者每天可进食 50 ~ 150 克，如吃豆腐则可加倍。但是，如糖尿病患者已发生糖尿病肾病，或有痛风高尿酸者，则不宜再进食豆制品。

蛋类：鸡蛋可以补充蛋白质，每天 1 个较为适宜，过多会增高血胆固醇。若是仅吃鸡蛋蛋白部分，糖尿病患者可以每天吃 2 ~ 3 个，也不要过多加工，就平常的水煮鸡蛋最好。

牛奶：牛奶能补充蛋白质、维生素和钙，减少主食摄入，对身体很有好处，我建议糖尿病患者每天都喝 1 杯牛奶。

蔬菜：糖尿病患者要尽量多吃绿色蔬菜。苦瓜清热，有利于血糖控制，胃肠功能好的患者，尤其是在夏天，可以适当多吃。蒜苗、扁豆含糖量较高，糖尿病患者不宜多吃。西葫芦、西红柿、胡萝卜其实含糖并不太多，糖尿病患者可以适当多吃。

水果：水果对糖尿病患者并非禁忌，含糖低的水果尤其如此。但水果最好不要在正餐前后吃，糖尿病患者可在午睡后或晚睡前将水果作为加餐，吃 1 个梨、苹果，或吃 500 克以下的西瓜。番石榴对控制血糖有好处，可以适当多吃。

油：糖尿病患者每天油脂摄入总量以不超过 7.5 克为宜，包括各种副食和多种零食中所含的油脂。这么说可能不太直观，简单来说，就是在炒菜的时候少放一点儿油，并且平时应少吃煎、炸、烧、烤，多食凉拌、蒸煮食品。

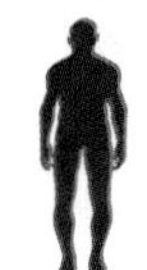

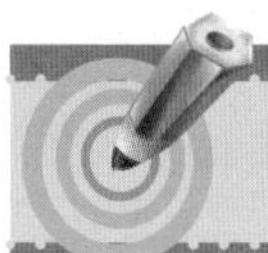

用好血糖生成指数

近年来，关于血糖生成指数的研究，让我们对糖尿病饮食有了新的认识。过去我们总认为糖尿病患者是不能够吃糖的，可是有了血糖生成指数之后，我们发现其实白砂糖升高血糖的速度比米饭还要慢。

关于血糖生成指数，我们主要是根据人体试验的方式得出来的结果，举个例子，当人吃下50克含碳水化合物的食物之后，会按照一定的时间顺序来抽血化验，之后经过计算和对比后得出数值，这个数值就反映了食物与葡萄糖相比升高血糖的速度和能力，我们国家将葡萄糖的血糖生成指数设定为100。值得一提的是，得出的血糖生成指数是以同样重量的食物为前提，吃食物的时候不能只看食物的血糖生成指数，还应该注意吃进去的重量。

食物的血糖生成指数越高，血糖水平提升的速度就越快，因此，糖尿病患者应该选择血糖生成指数较低的食物。

通常我们将血糖生成指数小于55的食物称作“低血糖生成指数食物”，55~70之间称作“中血糖生成指数食物”，70以上的则为“高血糖生成指数食物”。我们平时吃的白馒头、白米粥、白米饭这些食物的血糖生成指数都在80~90之间，因此建议糖尿病患者少吃。

谷类食物一般来说血糖生成指数都比较低，例如，玉米面粥、玉米渣粥，这些食物的血糖生成指数在50左右，黑米粥和全麦面条的血糖生成指数在40左右，这些食物都属于粗粮食物，建议糖尿病患者适当多食用。

大豆类食物不仅血糖生成指数低，而且还富含膳食纤维，建议糖尿病患者可以用豆类食物替代谷类食物。青豆、黄豆、黑豆三种食物含有大量的营养成分，而且大豆制品也都是血糖生成指数较低的食物。由于大豆制品还含有丰富的蛋白质与钙等营养成分，这对于预防糖尿病并发症也有不错的效果。

鱼、肉、蛋富含水分、脂肪、蛋白质等营养成分，而且这些食物含有的糖分十分少，鱼、肉、蛋类含有的糖分为1%~3%，多吃这类食物，不仅可以让身体获得大量营养，还可以防止血糖升高。

蔬菜类食物的血糖生成指数大都在0 ~ 45之间，蔬菜还含有丰富的矿物质和膳食纤维，对于糖尿病患者来说，没有什么食物可以与蔬菜媲美了。蔬菜可以让糖尿病患者的血糖保持在一种平稳的状态，还可以减少心血管疾病的发生。建议糖尿病患者每日最少食用500克蔬菜，各种蔬菜可以变换着花样来吃，避免口味单一。

水果类食物的血糖生成指数变化相对大一些，很多水果都不适合糖尿病患者食用。研究发现，香瓜、木瓜、凤梨等水果中的血糖生成指数比白米饭还要高，因此，糖尿病患者千万不要食用。另外，猕猴桃、葡萄、香蕉等水果中的血糖生成指数与糙米饭类似，含糖量相对较低，每天最多可以食用100克。苹果、水梨、李子、樱桃等水果的血糖生成指数都低于白米饭，比较适合糖尿病患者食用，但是值得注意的是，这些水果类食物每天最多只可以食用200克，千万不要贪嘴多吃。

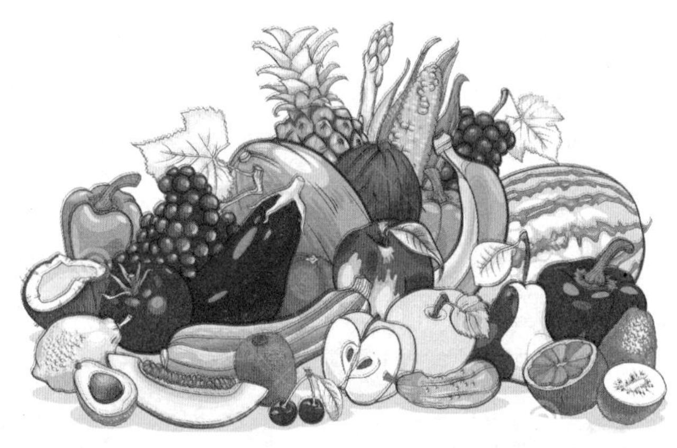

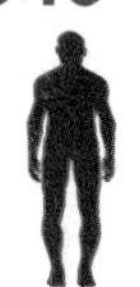

特别需要关注的饮食细节

美味的食物常常让人垂涎欲滴，很多人认为，如果患有糖尿病就不得不与一些美食说拜拜了，可是如果费点儿心思，很多美食同样也适合糖尿病患者食用，关注饮食细节，改变制作方式……糖尿病患者不必丢掉自己的“口头福”。

避免油盐过量

色香味俱全的食物往往让人食欲大开，但这些食物在制作过程中难免会加入过量的油来提味，虽然做出来之后色泽看上去十分惹眼，闻起来也是香气扑鼻，却不适合糖尿病患者食用。盐同样是菜的灵魂，一道菜味道是否可口与盐的用量有非常紧密的关联，一道菜只要盐使用得恰到好处，菜的味道就坏不了，但是如果做菜的时候用盐过量，不仅可能影响到菜的口感，还会影响到人的健康。

限制用油量，保证健康

中国人做菜讲究色香味俱全，其中用油较多的食物往往色泽比较好看，而且也会让食物的味道更好。可是油属于高热量食物，随随便便的 2 勺油，热量就已经高达 346.46 千焦了，也就是说，平时一道菜的热量就已经超过 384.96 千焦了，对于需要控制食物热量的糖尿病患者来说，做菜的时候用油的多少是非常值得注意的事情。

相信很多糖尿病患者看到这里会有“既然用油对身体有害，那索性我不用油做菜”的想法。这种想法不可取，因为油中的营养是其他食物所不能替代的，所以油还是要用，但是要懂得限制油的用量。

建议日常生活中，每日做菜用油最好控制在 25 克左右。可是现在很多人每日用油量都已经超过了 80 克。想要改掉这个习惯很难，也有很多人适应不了没油下饭的日子。因此，我建议各位糖尿病患者，在日常生活中使用油量最好是现在的一半，如果是血脂较高的患者，建议减少 2/3 的用油量。

摄盐太多，增加并发症风险

糖尿病患者在进行饮食疗法的时候除了要控制热量的摄入，还要注意少糖、少脂肪摄入。除此之外，糖尿病患者还不能吃太咸的食物，食物中一定要少放盐才行。也许很多患者朋友会问，盐又没有热量，怎么就不能放了呢？这是因为长期食用太多的盐很容易导致糖尿病患者血压升高，长此以往，就会导致患者患上糖尿病并发症。

生活中有很多糖尿病患者不喜欢自己动手做饭，很喜欢吃一些方便食品，或者是直接去街边吃一些“美味”的小吃。岂不知这些方便食品和小吃中，糖和盐的含量都非常高，吃这些东西对健康一点儿好处都没有。吃惯了这些东西的朋友，刚刚吃少盐的食物一定会觉得食物没有味道，但是只要坚持一段时间之后，你一定能够发现其实少盐的食物非常清淡可口，这样食不知味的日子也就熬过去了。

调味多下功夫，减少盐量摄入

如果是健康人，建议每天的用盐量不要超过 10 克；如果是高血压患者，每天用盐量不要超过 6 克，这其中包括带有咸味的调味料，如酱油等。糖尿病患者平时的食物主要以清淡为主，很多家庭成员不太适应这种清淡的食物，但是不得不说糖尿病患者的饮食真的很符合健康饮食，建议家庭成员可以尝试跟着糖尿病患者一起做饮食疗法，这样对自己的身体健康也有很大好处。

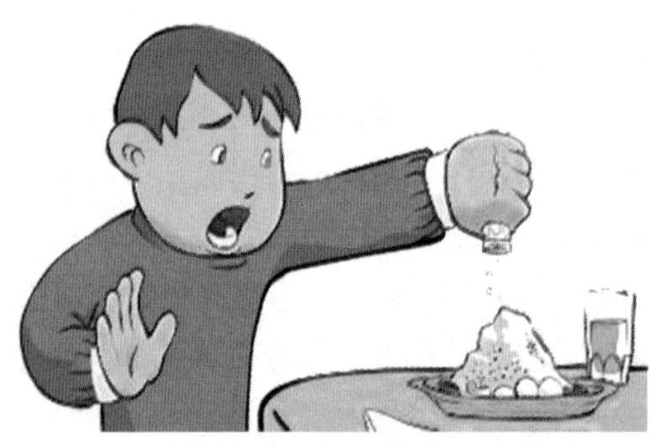

有些人认为，如果菜里的盐放少了，菜就会变得淡而无味，如果多放点儿盐就会觉得菜的味道变得更好。其实，做菜的时候不要单纯

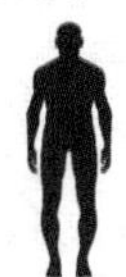

为了减少盐量的摄入而少放盐，这样菜的味道自然不会好，也影响用餐人的心情。下面我为大家推荐一些既可以少放盐，又可以做出美味食物的方法。

※尽量使用新鲜的食材，因为新鲜的食材原本就有一定的鲜味，做出来的菜本身就很鲜美，少放盐也不会破坏食物原本的美味。

※做菜时要懂得使用香料，例如，芥末、咖喱粉，或是原本就带有味道的蔬菜，例如，大蒜、香菜等食物，这些食物本身就带有一些独特的味道，如果可以在做菜的时候灵活运用，就可以大大减少盐的使用率。

※做菜的时候尽量不要先放盐，很多人觉得做菜的时候先放盐会让食物充分吸收盐分，这种想法没有错，但是盐分若全部都被食物吸收，人体的摄入量也会随之升高，所以，建议在准备出锅的时候将盐散在食物的表面，这样既可以有咸味，食物内部又不会吸收太多盐分。

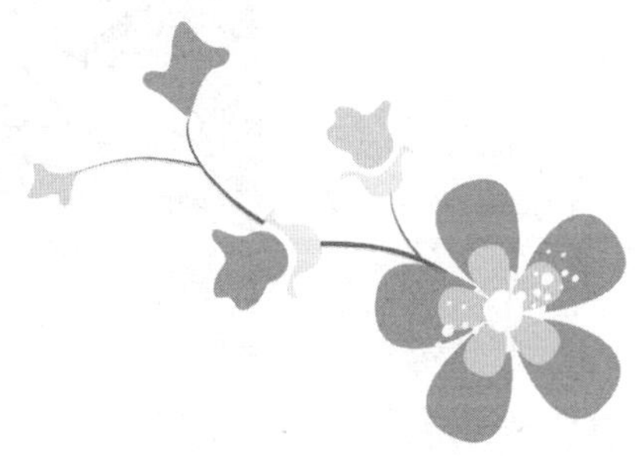

外出就餐的注意事项

随着人们物质生活水平的提高，外出就餐成为一件很平常的事情，甚至很多家庭的厨房都成了摆设，越来越多的人喜欢在外边“解决”吃饭问题。外出就餐虽然可以给人们的生活带来很多的方便，但是也会给糖尿病患者带来很多的麻烦。

餐厅食物的油量和糖分

外出就餐的时候，厨师们制作的食物不是根据糖尿病患者的需要来制定的，所以其中的油量和糖分自然也不会受到控制。而且大多数餐厅的厨师，为了让食物的味道越发浓厚，会格外多加一些盐或是糖，以此来增强食物的口感。糖尿病患者如果长期食用餐厅的食物，想要将血糖控制在一个理想的水平就会变得很难。可是往往生活中有很多时候，糖尿病患者没有时间或是条件自己亲手制作食物，必须外出就餐时，应该如何吃出健康呢？

饭菜量、用油方法和营养是否均衡

外出就餐的时候糖尿病患者首先要注意饭菜量，对比自己平时在家吃饭时的量，如果在餐馆吃的饭菜量相比家中的量大一些，那么就不妨剩下一些。这个时候不要想着浪费，毕竟身体才是最重要的，如果觉得浪费，

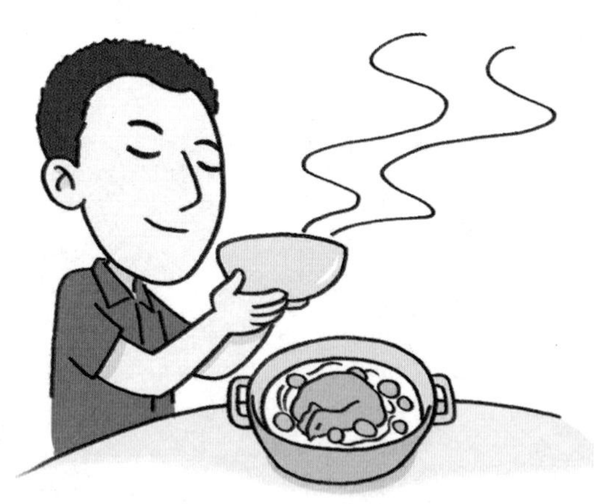

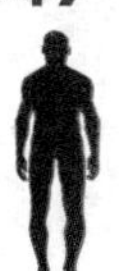

剩下的菜品可以打包回家再吃，这样就不浪费食物了。

在外就餐的时候除了要注意饭菜量，还需要注意菜的制作方法。在吃菜之前先看看菜的用油量，之后再尝尝菜的味道是咸还是甜，如果菜真的不适合糖尿病患者，我建议糖尿病患者为了自己的身体健康，还是不要硬着头皮吃下去。

另外，在吃菜的时候也不要忽视了菜的营养均衡，搭配是否合理，如果吃饭的时候吃了太多的蔬菜，身体没有摄入足够多的蛋白质，建议在餐后为身体补充 1 杯牛奶。

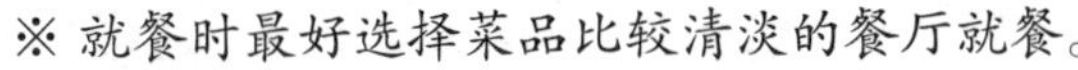

小贴士

※ 外出就餐时，尽量选择菜单比较齐全的餐厅，这样点菜时选择就会更多一些。

※ 就餐时最好选择菜品比较清淡的餐厅就餐。

※ 点菜时最好先了解菜品的食材，尽量多点鱼和蔬菜，少选肉类。

※ 在外就餐的时候，要注意控制自己的进食量，千万不要因为食物味美而贪吃。

用药时更需注意饮食

口服降糖药时的饮食

很多患者会问我，自己长期吃口服降糖药，为什么血糖一直控制得不理想？是不是药物有问题？是不是药物不适合自己的病？糖尿病患者口服降糖药之后发生血糖控制不理想的现象，很多人第一时间就会觉得是药物有问题，很少患者会联想到是自己饮食上的问题。

其实，口服降糖药在使用的过程中，是讲究饭前或是饭后吃的。可是有些患者却不能理解餐前和餐后这个概念，觉得我只要将药吃了，药物就应该在体内产生效果。但是，有些口服降糖药会刺激胃，所以不建议饭前吃，建议在饭中或是饭后吃，这样可以让患者服药之后不会有任何的不适，也可以使药物发挥更好的药效。有些药物在餐后吃，是要控制餐后血糖的，不能乱吃。

还有一部分患者觉得自己每天都按时用药，平时就可以少控制自己的饮食了，这是一个很大的误区。并不是说口服降糖药之后，血糖就可以平稳控制了，如果饮食发生改变，同样会影响到血糖的控制。所以，这里还是建议口服降糖药的患者们，在日常生活中还需要严格控制自己的饮食，毕竟药物只是辅助治疗，控制饮食才能够让血糖进一步平稳。

注射胰岛素时的饮食

有一天，一位大爷气冲冲地来找我，他见到我就开始质问我："我听了你的话，每天注射胰岛素，现在身体都要被扎成筛子了，可是我的血糖为什么还是控制不住？"我一眼就认出了这位大爷，他是我的一位患者，我让大爷坐下来先消消气，我顺便也了解了一下大爷的情况。

这位大爷是去年初的时候开始注射胰岛素的，刚开始血糖一直控制得都不错，结果半年之后血糖逐渐地不受控制了。他说，平时如果血糖太高，自己会适当地增加注射胰岛素的剂量，这种方法并没有错。因为人的身体每天摄入的热量都会不同，当热量摄入太多的时候，血糖就会逐渐升高，这个时候加大胰岛素的注射剂量是完全可以的，但是大爷的血糖一直持续走高，问题绝对不是出在胰岛素上，而是大爷自身的问题。

经过仔细的询问我才知道，原来这位大爷以为注射了胰岛素，饮食就不需要控制了，于是又开始了大鱼大肉的生活，毫不忌嘴，最终也导致了血糖失控的现象。生活中这样的糖尿病患者太多了，他们都觉得注射了胰岛素，就不需要控制饮食了，想吃什么就吃什么，这是最错误的想法。如果糖尿病患者每天注射胰岛素，那么就更应该注意调整自己的饮食了，这样才能够更好地把握注射胰岛素的剂量。尽量保持每天注射的胰岛素剂量同样多，这样才能够让血糖控制得更加平稳。

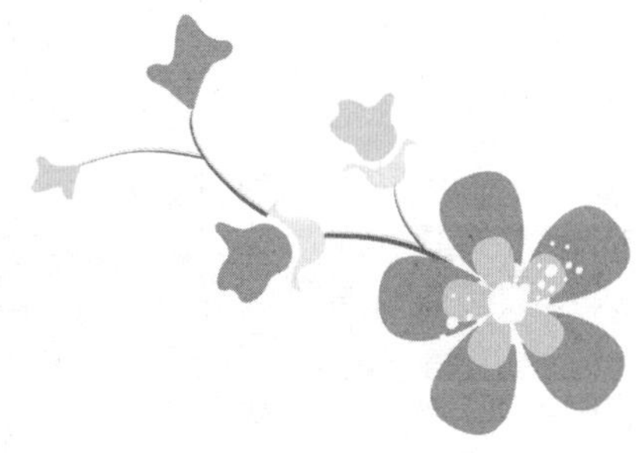

饮食细节方面的其他问题

生活中，人们都离不开一日三餐，很多时候人们吃食物不仅仅是因为食物的味道好，更多是因为自己饿了，所以不得不吃食物。换作是糖尿病患者，饥饿感就会变得更加强烈，那么糖尿病患者为什么会产生饥饿感呢？下面我们就来聊聊糖尿病患者的饥饿感究竟是怎样产生的。

饥饿感是如何产生的

很多糖尿病患者跟我反映，在进行饮食疗法的时候，感觉自己太饿了，简直让人受不了。控制饮食对于人们来说并不是一件轻松的事情，尤其是对糖尿病患者来说，控制饮食就是难上加难的事情。通常糖尿病患者在患病之前胃口都不错，多数糖尿病患者喜欢吃油腻的东西，患病之后突然就要开始控制饮食，不难受才奇怪，因此，很多糖尿病患者会觉得自己饿得不行。

当糖尿病患者感觉到饥饿的时候，常常会觉得沮丧，会觉得不病死也饿死了。其实控制饮食也没有想象中那么可怕，因为这种饥饿的感觉并不会维持多久。通常糖尿病患者在刚刚调整饮食习惯的时候，自己的肠胃也在经历一个艰难的调整过程，通常这个过程需要 2 周左右的时间，特别不适应的患者也只需要两三个月就可以了。熬过了这段时间，糖尿病患者就会觉得控制饮食其实真的没有想象中那么困难，也不会再有饥饿感了。

饥饿难忍时该怎么办

对于那些刚刚开始运用饮食疗法的糖尿病患者，我建议可以多吃一些低热量、高纤维的食品。例如，大白菜、菠菜、南瓜、韭菜、黄瓜、茄子，还可以多食用一些粗粮，这些食物都是高纤维食物，吃进胃里会延缓胃排空的时间，还可以有效减慢肠运转的速度，同时还可以减慢人体对糖分的吸收，可以让患者减轻饥饿感。

素食者该如何饮食

糖尿病患者中，不乏一些素食者，他们平时不吃肉，只吃一些素食，

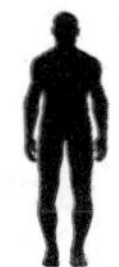

但是血糖依然控制得不好。很多人觉得奇怪，为什么不吃肉血糖还是控制不好呢？这是因为很多人对于素食的理解存在一定的误区，素食并不等于清淡饮食。

很多素食的糖尿病患者，为了提升食物的味道，常常会在做菜的时候放入大量的调味品、盐以及油，觉得这样可以提升食物的口感，自己不吃肉多吃一点儿油也没问题。这种想法是错误的，事实上，动物油与植物油含有的热量是相同的，过量使用植物油同样也可以提升人体摄入的热量。长期吃素的糖尿病患者，由于身体摄入的蛋白质越来越少，对于植物中的一些营养元素吸收效果也不是很好，因此，身体内很容易缺乏微量元素与维生素。建议素食者也应该合理膳食，根据食物的热量来调整自己的饮食，不断地丰富自己的餐桌，这样才能够让自己的身体越来越健康。

糖尿病患者的饮食误区要避免

无论是哪种类型的糖尿病患者，也不管他的病情是轻还是重，都可以通过饮食疗法来治疗。可是在我们的生活中，饮食有千千万万种，能吃哪个不能吃哪个，这些问题都时时刻刻地困扰着糖尿病患者，也因此会让很多糖尿病患者产生饮食误区，接下来，我就为大家讲讲存在于饮食疗法中最为常见的几种误区。

误区一：饮食疗法就是饥饿疗法

饮食治疗是控制糖尿病的基础，合理的饮食治疗有助于降低血糖、控制体重、减轻胰岛 β 细胞的负担，少数轻症糖尿病患者甚至只需控制饮食就能使血糖维持正常，因此，饮食疗法的重要性是不言而喻的。但是，饮食治疗≠饥饿疗法。绝大多数的糖尿病患者会认为饮食疗法就是饥饿疗法，只要自己吃饭少就可以很好地控制病情。这种想法是错误的。

如果糖尿病患者长期处在一种饥饿的状态，很容易造成营养不良、乏力、消瘦，久而久之患者的自身抵抗力也会随之下降，更容易让患者感染上其他疾病。另外，如果糖尿病患者每天不摄入足够的碳水化合物，还很容易导致酮症酸中毒。饥饿疗法的害处还不止这些，如果糖尿病患者长期摄入的热量不足，还会让自己的血糖偏低，这反而会刺激人体内的升糖激素，升糖激素会在人体血糖偏低的时候大量分泌，引起血糖升高，时间久了糖尿病患者的血糖就更加难以控制了。

因此，科学的饮食疗法应该是在保持膳食平衡的基础上，因人而异、适当地限制饮食的总热量，即根据病人的年龄、胖瘦、劳动强度等具体情况，在不影响正常生长发育和日常工作与生活的前提下，适当地控制进食量，并注意饮食多样化，而不是一味地节食。

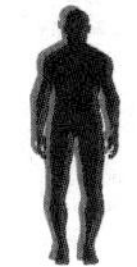

误区二：主食要少吃，副食随便吃

通常糖尿病患者都会严格控制自己的主食摄入量，很多糖尿病患者认为主食如果吃得太多，身体的血糖就会控制不住地上升。我们平时吃的米或是面这些主食，都是血糖的主要来源，但是一些副食也同样含有较高的热量。很多糖尿病患者觉得，我只要主食吃得少就可以控制血糖，副食可以随便吃了。

其实，很多副食的热量同样很高，绝对不能忽视这些热量的存在。1克碳水化合物含有的热量是16.7千焦，1克蛋白质含有的热量同样也是16.7千焦，而1克脂肪含有的热量是37.7千焦。副食中含有的脂肪与蛋白质在进入人体之后，有很大一部分都会转变为葡萄糖，所以说副食如果吃多了，同样也会引起血糖升高。一些高脂肪的副食还会令糖尿病患者发胖，这样会导致患者患上动脉粥样硬化，引发一些心脑血管疾病。

副食中坚果含有的热量通常是主食的2倍，假设糖尿病患者每天吃20粒花生，那么一整天做菜就不用放油了，所以说坚果类的零食千万不要随便吃，坚果含有的热量是你不敢想象的。有很多患者说自己主食吃得很少，为什么血糖一直都控制得不好呢？原因就是这些患者吃了太多的副食，这些副食在他们眼中好像对血糖影响不大，其实副食中的蛋白质与脂肪含量一样很高。

如果糖尿病患者长期摄入太多的高蛋白食物，就会让肾小球的毛细血管内的压力不断增高，最终让肾小球进入一种高滤过状态，时间长了肾小球就会发生硬化，渐渐地尿蛋白就出现了，糖尿病患者的肾病并发症也随之产生了。所以说一些糖尿病患者吃很少的主食，甚至不吃主食，全部拿副食代替，这种做法是非常不可取的。长期食用大量副食会破坏糖尿病患者身体的膳食平衡，还会加重患者的动脉硬化程度，让其患上严重的心血管疾病。

建议：糖尿病患者每天摄入的蛋白质最好保持在0.8~1.2克每千克标准体重之间；如果已经患有糖尿病并发肾病的患者，蛋白质的摄入量最好能够控制在0.8克每千克标准体重以下；如果是并发症肾病晚期患者，蛋白质的摄入量就更应该得到重视，避免给不堪一击的肾脏带来更大的负担。

误区三：多吃南瓜有好处

有一位糖尿病患者，他和我讨论糖尿病吃什么好，他说，他一直吃南瓜，因为听说南瓜可以降糖。我很疑惑，不知道他是从哪儿听来的。我问他：“吃了南瓜之后，血糖真的变平稳了吗？”他说：“我的血糖本来控制得就很不理想，吃了南瓜之后也没什么好转。”其实，单吃南瓜能降糖只是一个传闻而已，并没有任何的科学根据，事实上，当糖尿病患者吃了南瓜之后，血糖还会持续升高，而不是降低。

用南瓜来降糖的说法由来已久，很多糖尿病患者都愿意去尝试一下，有的患者甚至拿南瓜当饭吃，结果吃来吃去血糖不降反升了。现在市面上也有很多保健食品，都是以南瓜为原料制成的，也吸引了大量的糖尿病患者去购买。其实，早就有糖尿病专家指出，糖尿病患者吃南瓜并不能起到降糖的作用，而且南瓜的血糖生成指数是75，已经属于高指数的食物了，所以应该尽量少吃。

最近几年，临床上也遇见过很多以南瓜为主食的糖尿病患者，他们脸和皮肤上都已经出现了黄染现象，血糖也持续升高，这都是食用南瓜过量导致的。因此，吃南瓜降糖的说法是不科学的，在这里提醒一下糖尿病患者，千万不要有病乱投医，听取一些“民间土方”。糖尿病的形成不是一朝一夕的事情，也不是某一种食物就能治好的，千万不要乱信一些民间传言，患了糖尿病应该到医院去接受正规治疗，认真听取医生的建议。

误区四：糖尿病患者要少喝水

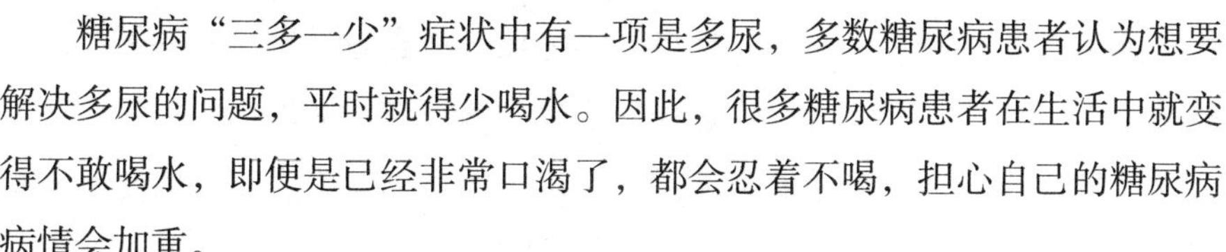

糖尿病“三多一少”症状中有一项是多尿，多数糖尿病患者认为想要解决多尿的问题，平时就得少喝水。因此，很多糖尿病患者在生活中就变得不敢喝水，即便是已经非常口渴了，都会忍着不喝，担心自己的糖尿病病情会加重。

这里我要告诉各位糖尿病患者的是，其实，糖尿病患者每天尿液中的糖量多少，都与自身的病情轻重有关系，与每天喝多少水，排多少尿没有任何关系。对于一些血糖过高的糖尿病患者来说，每天必须要增加自己的排尿量才行，这样可以让身体内多余的糖分排出体外。当糖尿病患者的尿量不断增多的时候，身体内的水分就会不断地减少，这个时候人体的中枢神经就会发出口渴的指令，人体收到这个指令之后，就会觉得口渴了。所以说糖尿病患者总是感觉口渴想喝水，其实是血糖过高的一种反应，这种反应是人体的自我保护。

假设糖尿病患者每天喝水非常少，就会让血液浓缩，过多的血糖在血液中与其他废物都排泄不出去，就会导致血管内的血浆渗透压升高，医学上也将这种现象称为“高渗状态”，病情严重的时候，还会导致糖尿病患者出现非酮症糖尿病昏迷。

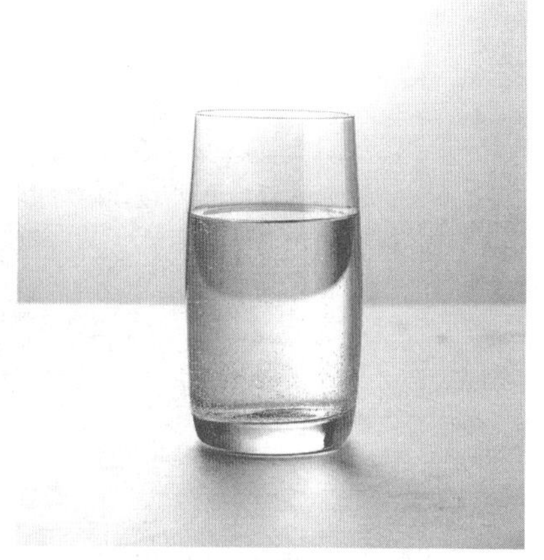

建议：糖尿病患者每天喝水应不少于1500毫升，水可以选择淡茶水、矿泉水或白开水。

误区五：水果是多糖食品，不能多吃

前不久我接到了一位糖尿病患者的电话，他在电话中向我诉苦，说他自从得了糖尿病之后，没有吃过任何水果，现在都不知道水果是什么味道了。长期以来，很多糖尿病患者都以为水果的含糖量太高，不敢吃，甚至像我刚刚提到的那位患者，彻底不吃水果了。

水果本身含有丰富的维生素与矿物质，并且还含有丰富的纤维素，这些营养素对身体健康非常有益。糖尿病患者只要血糖控制得比较好，水果是可以适当吃一些的，不过糖尿病患者吃水果的时候要格外注意。

首先，一定要掌握好吃水果的时机。糖尿病患者不是什么时候都可以吃水果的，当糖尿病患者的血糖一直都控制不好的时候，千万不要吃水果，这个时候吃水果无疑是雪上加霜。但是，如果血糖控制得一直都非常平稳，那么可以适当吃些水果，为身体补充营养。

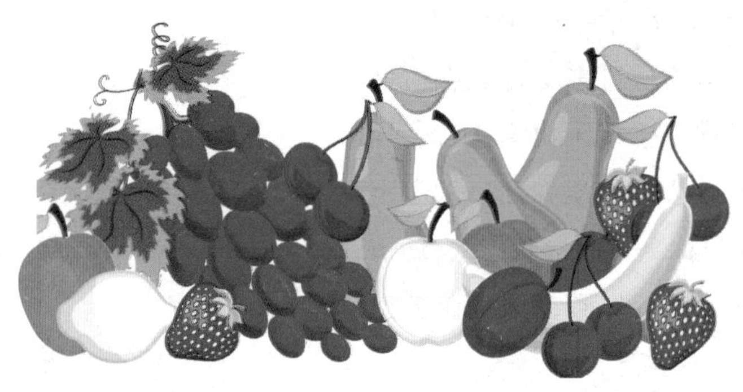

其次，一定要掌握好吃水果的时间。糖尿病患者可以在两餐之间吃一些水果，或是临睡前一小时吃一点儿水果。不建议糖尿病患者在每天饭前或饭后立即吃水果。

其三，一定要掌握好所吃水果的种类。水果的种类多种多样，让人眼花缭乱，想吃这个又想吃那个，但是究竟糖尿病患者能吃哪一种呢？这里建议糖尿病患者可以食用橘子、樱桃、草莓、苹果、西瓜、梨、猕猴桃这类含糖量相对较低的水果。而红枣、香蕉、菠萝、荔枝、葡萄这些含糖量

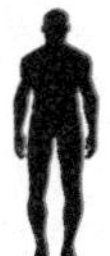

极高的水果，不建议糖尿病患者食用。

其四,一定要掌握好所吃水果的数量。水果的味道鲜美可口，常常给人一种欲罢不能的感觉。但是，为了身体健康，糖尿病患者必须要严格控制每天吃水果的数量。建议糖尿病患者每天最多食用 200 克水果，如果一天中已经吃水果 200 克了，那么主食就应该相对减少 25 克，这样才能够保持每天身体摄入的总热量不变。

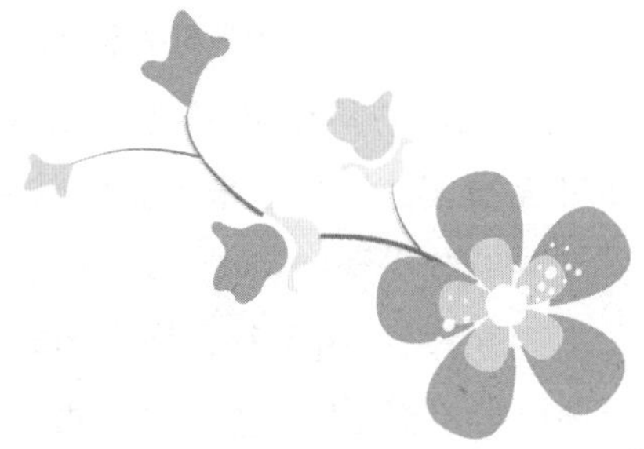

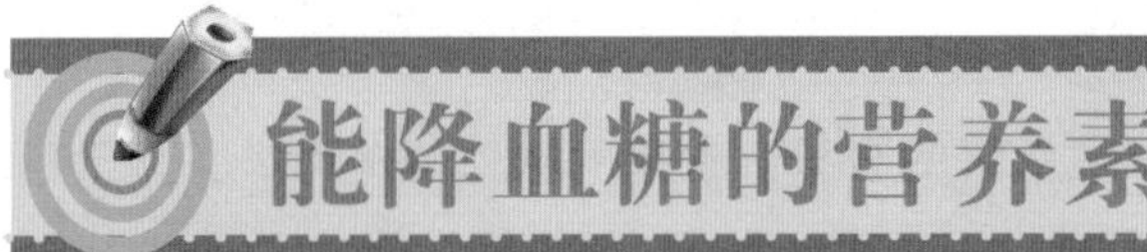

能降血糖的营养素

锌

【降血糖原理】锌可以提高人体胰岛素原的转化率，并且可以提高人体血清中胰岛素的含量，提高人体肌肉以及脂肪细胞对葡萄糖的利用率。

【推荐摄入量】每天摄入 15 毫克。

【食物来源】羊肉、豆类、鱼、牡蛎、鲜虾、谷类、动物内脏、蛋黄、南瓜子。

【补给须知】单单吃含锌量较高的食物是远远不够的，因为人体对锌的吸收能力有限，因此，在食用含有锌的食物时，还要搭配含铁质与钙质的食物，这样才能够让人体更好地吸收和利用锌。

镁

【降血糖原理】镁在血糖转换成能量的过程中起了重要作用，经过研究发现，当人体缺乏镁元素的时候，就会对胰岛素反应迟钝，这样一来就导致人体血糖升高。

【推荐摄入量】每天摄入 350 毫克。

【食物来源】乳制品、坚果类、海鲜、绿叶蔬菜、香蕉、黑豆。

【补给须知】平时在吃含有镁元素的食物时，不要同时吃含有高脂肪的食物，因为富含脂肪的食物会影响人体对镁的吸收。

钙

【降血糖原理】钙对人体非常重要，不仅可以强化我们的骨骼，还可以刺激我们的胰脏 β 细胞。当人体补充适量钙质后，就可以促进胰岛素的正常分泌，这样一来不仅可以起到控制血糖的作用，还可以预防人体发生骨质疏松等病症。

【推荐摄入量】每天摄入 800 毫克。

【食物来源】酸奶、奶、奶制品、鱼、虾、绿色蔬菜、豆类。

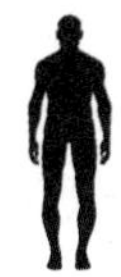

【补给须知】在吃含有钙质的食物时，要避免喝含有磷酸盐的可乐等饮料，因为磷酸盐会抑制人体对钙质的吸收与利用。

维生素 B_1

【降血糖原理】维生素 B_1 具有维持人体神经传导的功能，并且还有帮助人体保持正常糖代谢的功能。长期补充维生素 B_1 不仅可以保持人体微血管健康，还可以预防高血糖所引发的肾细胞代谢紊乱，可以有效避免糖尿病患者并发肾病或微血管病变。

【推荐摄入量】每天摄入 1.3~1.4 毫克。

【食物来源】干果、谷类、豆类、硬壳果类、酵母、动物内脏、绿叶蔬菜、蛋类。

【补给须知】食物中的维生素 B_1 在经过高温加工后，很容易遭到破坏，尤其是在高温碱性环境中，食物中的维生素 B_1 很难保留。但是维生素 B_1 在酸性环境中，却可以保留得非常完整，因此，在烹调含有维生素 B_1 的食物时，建议在食物中添加适量醋，这样就可以将维生素 B_1 保留下来。

维生素 E

【降血糖原理】维生素 E 是天然的抗氧化剂，补充维生素 E 的同时，还可以起到清理人体自由基的作用。人体长期补充维生素 E，不仅可以起到保护胰岛细胞免受自由基的损害，还可以起到保护心血管的作用。糖尿病患者补充维生素 E，可以有效预防糖尿病并发慢性心血管疾病。

【推荐摄入量】每天 14 毫克。

【食物来源】花生油、大豆油、玉米油、芝麻油、松子、榛子、核桃仁、花生米。

【补给须知】维生素 E 在高温环境中很容易受到破坏，因此，在加工含有维生素 E 的食物时，要避免温度过高。而且烹调含有维生素 E 的食物时，时间不要太久，避免食物中的维生素 E 大量流失。

维生素 C

【降血糖原理】维生素 C 可以帮助人体维持正常的胰岛素功能，并且可以帮助人体充分利用葡萄糖。适量补充维生素 C，可以帮助人体抑制醛糖还原酶的作用，起到预防或改善糖尿病患者发生周围神经病变的作用。

【推荐摄入量】每天摄入 100 毫克。

【食物来源】番茄、红椒、青椒、菠菜、紫甘蓝、柑橘类水果。

【补给须知】新鲜的蔬菜和水果中的维生素 C 含量非常高，建议糖尿病患者在平时生活中最好吃新鲜蔬菜与水果，这样可以为身体补充更多的维生素 C。

膳食纤维

【降血糖原理】膳食纤维可以帮助人体减少小肠对脂肪或糖类的吸收，这样一来就可以减少胰岛素的使用量，同时还可以起到控制血糖的作用。另外，膳食纤维还可以促进胃排空，平时经常发生便秘的糖尿病患者，不妨多吃一些富含膳食纤维的食物。

【推荐摄入量】每天摄入 25~35 克。

【食物来源】全麦制品、蔬菜、水果、全谷类、豆类、海藻类、根茎类食物。

【补给须知】吃膳食纤维丰富的食物时，还要注意多喝水，因为当人体摄入过多的膳食纤维时，就会影响人体对钙、铁、锌的吸收。如果吃太多含有膳食纤维的食物，还会降低人体对蛋白质的消化与吸收。

ω-3 脂肪酸

【降血糖原理】ω-3 脂肪酸的主要作用是增强人体细胞膜的活性，当人体细胞膜活性提高后，胰岛素受体数量也会随之增多。而且活性较强的细胞膜对于胰岛素非常敏感，因此，ω-3 脂肪酸也可以起到加大血糖消耗的作用，并且还可以将血糖转化成糖原，这样一来人体中所含有的葡萄糖就会保持一种平衡的状态，所以说给身体补充 ω-3 脂肪酸，

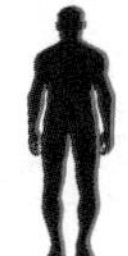

可以起到预防糖尿病的作用。

【推荐摄入量】每天摄入 800~1000 毫克。

【食物来源】海洋鱼类，例如：大马哈鱼、鲭鱼、旗鱼、鲱鱼等。

【补给须知】ω-3 脂肪酸摄入过多，会提升人体低密度脂蛋白胆固醇的含量，因此，在补充 ω-3 脂肪酸的时候要注意摄入量，在摄入该营养素期间，还要注意监测自己的血脂水平。

降糖明星食材

谷物类

建议食用量：每天 40 克。

对降糖的好处

燕麦含有大量的水溶性膳食纤维，能够延长食物留在胃中的时间，还可以减少小肠对淀粉的吸收，这样就可以有效控制血糖上升过快。食用燕麦可以帮助身体排出胆固醇，可以预防糖尿病合并冠心病以及血脂异常。

降糖最好这样吃

燕麦在食用之前最好用温水泡上 10 分钟，这样可以减少烹饪的时间，还可以起到保护燕麦中维生素的作用，可以让糖尿病患者吸收更多的营养成分。

降糖食谱推荐——燕麦南瓜粥

1. 用料：燕麦 30 克，大米 50 克，南瓜适量。

2. 做法：

（1）将南瓜洗净后去皮，去子，切成小块备用。

（2）将大米洗净后，加入清水浸泡 30 分钟。

（3）将浸泡好的大米用水煮 20 分钟，再加入之前切好的南瓜，小火继续煮 10 分钟。加入燕麦片，再继续用小火煮 10 分钟即可。

3. 功效：每天吃 1 碗燕麦南瓜粥，可有效改善糖尿病。

影响血糖的营养素含量表（以100克食物为例）

可食部		三大营养素				维生素				矿物质		
100克	热量	脂肪	糖类	蛋白质	膳食纤维	维生素C	维生素B_1	维生素B_2	维生素E	钙	镁	锌
	1535.9千焦	6.7克	66.9克	15克	5.3克	–	0.3毫克	0.13毫克	3.07毫克	186毫克	177毫克	2.59毫克

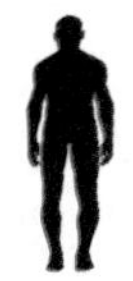

荞麦

建议食用量：每天 60 克。

对降糖的好处

荞麦富含黄酮类物质，其中的芦丁有促进胰岛素分泌的作用。苦荞麦也是荞麦的一个品种，苦荞麦含有荞麦糖醇，它能够激发胰岛素活性，具有不错的降糖作用。荞麦还富含铬和膳食纤维，其中铬可以增强胰岛素活性，可以帮助身体加速糖代谢；丰富的膳食纤维可以帮助人体改善葡萄糖耐量，有控制餐后血糖上升的功效。

降糖最好这样吃

荞麦比较硬，因此，在烹调之前建议用清水浸泡几个小时，这样食用起来更利于身体消化吸收荞麦中的营养物质。荞麦粉的弹性较差，用荞麦粉做的面条一煮就碎掉了，想用荞麦面烙饼也是不可能的事情。

降糖食谱推荐——牛奶荞麦饮

1. 用料：荞麦仁 100 克，鸡蛋 1 个，牛奶 250 毫升。

2. 做法：

（1）将荞麦洗净之后烘干，再将烘干后的荞麦放入锅中炒至香脆。

（2）将炒好的荞麦磨成粉末，之后将磨好的荞麦粉末放入碗中。

（3）将鸡蛋打入装有荞麦粉末的碗中，之后用开水冲泡搅匀。

（4）最后将牛奶倒入碗中，与鸡蛋和荞麦粉一起搅匀即可。

3. 功效：牛奶荞麦饮可以为身体补充钙质，还可以起到控制血糖的作用。

影响血糖的营养素含量表（以100克食物为例）

可食部		三大营养素				维生素				矿物质		
100克	热量	脂肪	糖类	蛋白质	膳食纤维	维生素C	维生素B_1	维生素B_2	维生素E	钙	镁	锌
	1355.9千焦	2.3克	66.5克	9.3克	6.5克	–	0.28毫克	0.16毫克	4.4毫克	47毫克	258毫克	3.6毫克

建议食用量：鲜玉米每天宜吃 100 克，玉米面、玉米糙每天宜吃 50 ~ 100 克。

对降糖的好处

玉米含有一种叫作谷胱甘肽的物质，这种物质能够帮助人们清除对胰岛不利的自由基，帮助人体维持血糖平衡。此外，玉米中的膳食纤维还能起到降低血脂、血糖，强化胰岛功能，改善人体对葡萄糖耐受量的作用。

降糖最好这样吃

由于玉米中的色氨酸含量相对较低，如果长期只吃玉米，就会导致糙皮病，所以，建议食用玉米时搭配富含色氨酸的豆类食物，这样可以让营养更加均衡。

降糖食谱推荐——玉米汁

1. 用料：适量的新鲜甜玉米。

2. 做法：

（1）将新鲜的甜玉米除去叶子与玉米须后洗净。

（2）将甜玉米的玉米粒全部摘下，之后按照玉米与清水 2 ∶ 3 的比例放入锅中，大火煮沸。

（3）当玉米被煮沸之后，转为小火继续煮 10 分钟后关火，将玉米汤放凉。

（4）将放凉的玉米粒捞出放入榨汁机或搅拌机中搅打 2 分钟即可。

3. 功效：每天坚持喝 100 毫升玉米汁，可以延缓血糖的上升速度，建议喝玉米汁的时候不要添加任何调味料。

影响血糖的营养素含量表（以100克食物为例）

可食部		三大营养素				维生素				矿物质		
玉米（鲜）46克	热量	脂肪	糖类	蛋白质	膳食纤维	维生素C	维生素 B_1	维生素 B_2	维生素E	钙	镁	锌
	443.6千焦	1.2克	22.8克	4克	2.9克	16毫克	0.16毫克	0.11毫克	0.46毫克	–	32毫克	0.9毫克

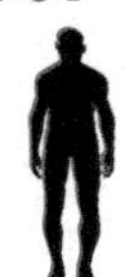

建议食用量：每天 50~100 克。

对降糖的好处

薏米富含水溶性纤维，这些水溶性纤维可以降低肠道对脂肪的吸收率以及血液中的胆固醇与三酰甘油的含量，从而起到降低血脂的作用。长期吃薏米还可以降低血糖浓度，对于预防中风、心脑血管疾病、高血压等疾病都有很大帮助。

降糖最好这样吃

薏米在食用之前需要用冷水轻轻淘洗，大力揉搓会破坏掉薏米中的水溶性纤维素。另外，浸泡薏米的水最好不要倒掉，可以用浸泡薏米的水来煮薏米，这样可以最大限度地保留薏米中的营养物质。

降糖食谱推荐——薏米雪梨粥

1. 用料：薏米 50 克，大米 50 克，雪梨 1 个。

2. 做法：

（1）将薏米淘洗干净后，用清水浸泡 4 个小时。

（2）将大米淘洗干净，雪梨洗净后去皮，将雪梨肉切成小丁。

（3）将浸泡好的薏米与大米一起煮烂，之后再放入之前准备好的雪梨丁一起煮沸即可。

3. 功效：薏米雪梨粥具有不错的滋润功效，对于糖尿病患者来说，食用薏米雪梨粥可以防止夏天内热与秋燥。

影响血糖的营养素含量表（以100克食物为例）

可食部		三大营养素				维生素				矿物质		
100克	热量	脂肪	糖类	蛋白质	膳食纤维	维生素C	维生素B_1	维生素B_2	维生素E	钙	镁	锌
	1494.0千焦	3.3克	71.1克	12.8克	2克	–	0.22毫克	0.15毫克	2.08毫克	42毫克	88毫克	1.68毫克

建议食用量：每天 40 克。

对降糖的好处

黄豆含有丰富的豆胶成分，这种物质可以促进人体的胰岛素分泌，并且改善组织细胞对胰岛素的敏感性，提升人体对葡萄糖的利用率。黄豆还含有胚轴甲醇，这种物质能够改善人体糖耐量，因此，长期食用黄豆可以帮助人体控制血糖。

降糖最好这样吃

黄豆是一种值得推荐的加工食材之一，只要用心就可以用黄豆做出很多美味的食物，例如，豆腐、黄豆芽、豆浆，等等。

降糖食谱推荐——卤黄豆

1. 用料：黄豆 200 克，葱花、花椒、干辣椒、大料、盐适量。

2. 做法：

（1）先用清水将黄豆浸泡 10 个小时，之后用清水将浸泡过的黄豆洗净。

（2）将洗净的黄豆放入锅中，同时加入适量的大料与盐一起煮 30 分钟，然后关火焖 2 小时，将煮好的黄豆捞出之后备用。

（3）在锅中加入适量的油，将油烧热后放入花椒与干辣椒炒香，然后放入之前煮好的黄豆一起翻炒，最后撒入葱花即可食用。

3. 功效：卤黄豆香辣可口，具有补钙健脑的功效，平时可以作为餐桌上的小菜来食用。

影响血糖的营养素含量表（以100克食物为例）

可食部		三大营养素				维生素				矿物质		
100克	热量	脂肪	糖类	蛋白质	膳食纤维	维生素C	维生素B_1	维生素B_2	维生素E	钙	镁	锌
	1502.4千焦	16克	34.2克	35克	9克	—	0.41毫克	0.2毫克	18.9毫克	191毫克	199毫克	3.34毫克

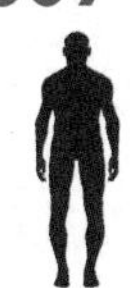

绿豆 建议食用量：每天 50~100 克。

对降糖的好处

绿豆含有低聚糖，对糖尿病患者空腹与餐后血糖控制很有帮助，绿豆芽中的膳食纤维含量很高，且热量非常低，比较适合肥胖型的糖尿病患者食用。长期食用绿豆，可以起到保肝、护肝的功效，绿豆中含有的物质可以抑制人体吸收脂肪，对于预防脂肪肝也有很不错的效果。另外，绿豆还有助于降低人体血压，预防糖尿病患者并发高血压。

降糖最好这样吃

在做绿豆粥或是绿豆汤的时候，很多人喜欢将绿豆煮得烂一点儿，觉得这样绿豆中的营养就能够更充分地被利用。其实，绿豆若被煮得很烂，会丢失很多有机酸和维生素，绿豆的清热解毒和控制血糖的效果也会降低，所以，建议在煮绿豆的时候，只要煮开花即可，不需要煮烂。

降糖食谱推荐——绿豆麦片粥

1. 用料：小米 50 克，燕麦片 60 克，糯米 40 克，绿豆 100 克。

2. 做法：

（1）绿豆洗净，用冷水浸泡 2 小时，再连水煮 2 小时，取出备用。

（2）小米、糯米、麦片分别洗净，用冷水浸泡 20 分钟，置于旺火上烧沸，然后改用小火熬煮约 45 分钟。加入煮好的绿豆汤，一起拌匀煮沸即可。

3. 功效：绿豆和麦片均具有改善糖尿病的功效，两者同食，营养更加丰富，更适合糖尿病患者食用。

影响血糖的营养素含量表（以100克食物为例）

可食部		三大营养素				维生素				矿物质		
100克	热量	脂肪	糖类	蛋白质	膳食纤维	维生素C	维生素 B_1	维生素 B_2	维生素E	钙	镁	锌
	1322.5千焦	0.8克	62克	21.6克	6.4克	–	0.25毫克	0.11毫克	10.95毫克	81毫克	125毫克	2.18毫克

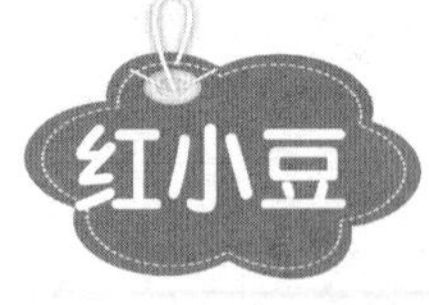

红小豆 建议食用量：每天 30 克。

对降糖的好处

红小豆含有大量可溶性膳食纤维，有延缓餐后葡萄糖吸收，维持血糖稳定，降低餐后胰岛素需求的作用。也有加快肠蠕动、助排泄、降低胆固醇的功效，可避免糖尿病患者并发高脂血症。

降糖最好这样吃

红小豆宜与谷类食物搭配同食，可增加膳食纤维补充，有利于糖尿病患者控制餐后血糖，并产生饱腹感。

煮红小豆时不宜加碱，否则会破坏其维生素及其他营养成分，降低红小豆的营养价值。

降糖食谱推荐——红小豆鸭肉粥

1. 用料：红小豆 25 克，大米 25 克，鸭肉 100 克，盐 2 克，姜、葱、蒜各少许。

2. 做法：

（1）把红小豆洗净，去杂质，浸泡 3 小时；鸭肉洗净，切成肉粒，姜、葱、蒜洗净，剁成粒；大米淘洗干净。

（2）把大米放入锅内，加入红小豆，注入清水 600 毫升；把锅置武火烧沸，再加入鸭肉、姜、葱、蒜、盐同煮，用文火继续煮 45 分钟即成。

3. 功效：红小豆有健脾胃的功效，适合脾胃虚弱的糖尿病患者食用。

影响血糖的营养素含量表（以100克食物为例）

可食部		三大营养素				维生素				矿物质		
100克	热量	脂肪	糖类	蛋白质	膳食纤维	维生素C	维生素B_1	维生素B_2	维生素E	钙	镁	锌
	1293.2千焦	0.6克	63.4克	20.2克	7.7克	–	0.16毫克	0.11毫克	14.3毫克	74毫克	138毫克	2.2毫克

蔬菜类

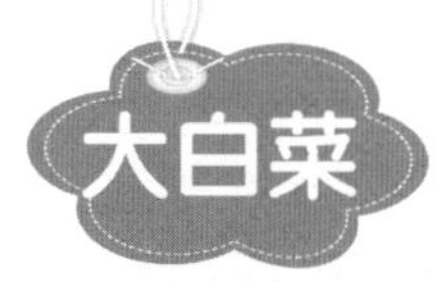

建议食用量：每天 100 克。

对降糖的好处

大白菜中的膳食纤维含量为 90% 以上，吃大白菜可以增强人们肠胃蠕动能力，经常便秘的患者平时可以多吃一些大白菜。大白菜的含糖量非常低，因此，非常适合糖尿病患者食用。经常吃大白菜还可以起到调节血糖，控制血糖平稳，预防心脑血管并发症的作用。

降糖最好这样吃

很多人觉得大白菜的菜心是干净的，其实，大白菜在生长过程中要经历多次喷洒农药，所以菜心也要洗干净。建议在吃大白菜之前先将大白菜的表面用清水冲洗干净，待切好后再清洗一遍。大白菜本身没有任何的味道，如果觉得白菜淡而无味，也可以搭配青椒一起食用。

降糖食谱推荐——陈醋大白菜

1. 用料：大白菜 400 克，红辣椒、食盐、陈醋、味精、香油各适量。

2. 做法：

（1）先将大白菜的菜心取出，用清水洗净。

（2）在锅中加入清水，待水煮沸后，将洗净的菜心放入沸水中焯熟。

（3）将事先准备好的红辣椒切成圈，放入食盐、陈醋、味精、香油调成调味汁。

（4）将调味汁淋在焯熟的大白菜上，腌制 5 分钟，即可食用。

3. 功效：大白菜可以促进消化，陈醋具有软化血管、降低胆固醇的作用，经常吃陈醋大白菜可以帮助糖尿病患者控制血糖，预防心脑血管疾病。

影响血糖的营养素含量表（以100克食物为例）

可食部		三大营养素				维生素				矿物质		
87克	热量	脂肪	糖类	蛋白质	膳食纤维	维生素C	维生素 B_1	维生素 B_2	维生素E	钙	镁	锌
	71.1千焦	0.1克	3.2克	1.5克	0.8克	21毫克	0.04毫克	0.05毫克	0.76毫克	50毫克	11毫克	0.38毫克

菠菜

建议食用量：每天 80 克。

对降糖的好处

菠菜中的膳食纤维含量非常高，不仅可以加速肠道的蠕动，还可以帮助人们清除肠道内的有害毒素。除此之外，菠菜还含丰富的胡萝卜素和维生素 E，这些物质可以促进人体的新陈代谢，具有延缓衰老的作用。另外，菠菜含有一种类似胰岛素的物质。糖尿病患者经常吃菠菜可以起到调节血糖，保持血糖平稳的作用。

降糖最好这样吃

吃菠菜的时候，最好搭配胡萝卜或鸡蛋，这样可以帮助人们预防贫血和营养不良，还可以预防心血管疾病。

降糖食谱推荐——蒜蓉菠菜

1. 用料：菠菜 300 克，大蒜半头，食盐、香油、味精各适量。

2. 做法：

（1）先将菠菜根去掉，再用清水洗净。

（2）将洗净的菠菜放入沸水中焯熟，注意不要焯太久，否则会烂掉。

（3）将焯熟的菠菜捞出，沥干多余的水分。将大蒜去皮，拍成蒜泥。

（4）将蒜泥与焯熟的菠菜放在一起，加入适量调味料，搅拌均匀即可食用。

3. 功效：蒜蓉菠菜清淡可口，很适合夏天食用。经常吃可以起到调节血糖、保持血糖平稳、增强免疫力的作用。

影响血糖的营养素含量表（以100克食物为例）

可食部		三大营养素				维生素				矿物质		
	热量	脂肪	糖类	蛋白质	膳食纤维	维生素 C	维生素 B_1	维生素 B_2	维生素 E	钙	镁	锌
89 克	100.4 千焦	0.3 克	4.5 克	2.6 克	1.7 克	32 毫克	0.04 毫克	0.11 毫克	1.74 毫克	66 毫克	58 毫克	0.85 毫克

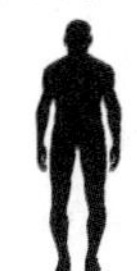

建议食用量：每天 60 克。

对降糖的好处

青椒含有硒，这种物质可以防止胰岛 β 细胞被氧化破坏，并且可以起到促进人体血糖代谢的作用，帮助糖尿病患者降低血糖。

降糖最好这样吃

青椒在做菜的时候，最好不要炒太久，不然很容易破坏青椒中的营养成分。青椒含有辣椒素，能够增强人的食欲，建议与苦瓜、肉类或是鳝鱼一起做成佳肴，这样不仅爽口开胃，还可以促进人的消化与吸收。

降糖食谱推荐——青椒蒸茄子

1. 用料：青椒 100 克，茄子 200 克，红椒 10 克，食盐、味精、酱油、盐、植物油各适量。

2. 做法：

（1）先将茄子洗净，再将茄子切成条状，放入盘中备用。

（2）将青椒、红椒洗净后切块备用。

（3）在锅中放入适量植物油，加热。将洗好的青椒与红椒放入其中爆香，加入食盐、味精、酱油调成调味汁。

（4）将调味汁淋在茄子上，将茄子放入蒸锅中蒸熟即可。

3. 功效：青椒蒸茄子具有降糖、降脂的功效，非常适合阳虚畏寒型的糖尿病患者食用。

影响血糖的营养素含量表（以100克食物为例）

可食部		三大营养素				维生素				矿物质		
	热量	脂肪	糖类	蛋白质	膳食纤维	维生素C	维生素B_1	维生素B_2	维生素E	钙	镁	锌
82克	92.1千焦	0.2克	5.4克	1克	1.4克	72毫克	0.03毫克	0.03毫克	0.59毫克	14毫克	12毫克	0.19毫克

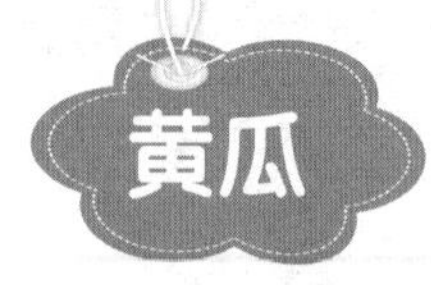

黄瓜 建议食用量：每天 100 克。

对降糖的好处

黄瓜含有一种叫作丙醇二酸的物质，这种物质可以帮助人体抑制糖类物质转化成脂肪，而且黄瓜本身的含糖量就极低，水分含量很高，因此，特别适合糖尿病患者食用。如果是肥胖的糖尿病患者，经常吃黄瓜还可以减肥。

降糖最好这样吃

黄瓜经过加热后，黄瓜内的营养成分很容易被破坏掉，因此，建议最好生吃黄瓜。

降糖食谱推荐——脆皮黄瓜卷

1. 用料：黄瓜 500 克，香油 2 克，食盐、干辣椒、白醋、姜各适量。

2. 做法：

（1）先将黄瓜用清水洗净，再将黄瓜切段，沿着黄瓜的皮往里削，注意尽量不要削断。最终，让黄瓜成为一个卷状。

（2）姜洗净后去皮，再将姜切成丝备用。将干辣椒洗净切丝备用。

（3）将香油、食盐、白醋以及姜丝、干辣椒丝放在一起调成汁。

（4）将调好的汁淋在黄瓜卷上即可。

3. 功效：脆皮黄瓜卷具有清热解暑、改善血脂血糖的作用。

影响血糖的营养素含量表（以100克食物为例）

可食部		三大营养素				维生素				矿物质		
92克	热量	脂肪	糖类	蛋白质	膳食纤维	维生素C	维生素B_1	维生素B_2	维生素E	钙	镁	锌
	62.8千焦	0.2克	2.9克	0.8克	0.5克	9毫克	0.02毫克	0.03毫克	0.49毫克	24毫克	15毫克	0.18毫克

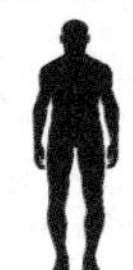

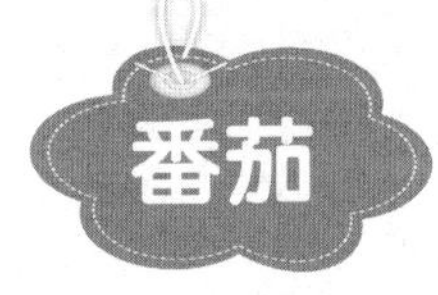

番茄 建议食用量：每天 100 克。

对降糖的好处

番茄含有番茄碱、番茄红素、谷胱甘肽、葫芦巴碱等营养成分，这些营养成分对于降低人体血糖有很大帮助，并且还可以预防高血压、冠心病、动脉硬化等疾病。

降糖最好这样吃

新鲜的番茄含有大量的水分，因此，很适合生吃，并且生吃番茄可以很好地保留番茄中的营养成分，对糖尿病患者的身体健康非常有好处。

降糖食谱推荐——番茄豆腐汤

1. 用料：番茄 250 克，豆腐 150 克，橄榄油、食盐、淀粉、味精、葱花各适量。

2. 做法：

（1）先将豆腐用清水洗净，再将豆腐切成小块备用。

（2）番茄用清水洗净，再放入热水中焯烫一下捞出，将番茄切成小块。

（3）将切好的豆腐与番茄放在一起，加入食盐、味精、淀粉后搅拌均匀。

（4）在锅中倒入橄榄油，将油烧到六成热后，倒入之前搅拌好的番茄与豆腐，一起翻炒约 5 分钟，再加入适量水，水开后撒上葱花即可。

3. 功效：番茄豆腐汤具有清热解毒、养心润肺的功效，并且具有非常不错的降压作用，非常适合患有高血压的糖尿病患者食用。

影响血糖的营养素含量表（以100克食物为例）

可食部		三大营养素				维生素				矿物质		
97克	热量	脂肪	糖类	蛋白质	膳食纤维	维生素C	维生素B_1	维生素B_2	维生素E	钙	镁	锌
	79.5千焦	0.2克	4克	0.9克	0.5克	19毫克	0.03毫克	0.03毫克	0.57毫克	10毫克	9毫克	0.13毫克

建议食用量：每天 50 克。

对降糖的好处

绿豆芽中的膳食纤维含量较高，而热量却非常低。绿豆芽含有一种叫作干扰素诱生剂的物质，这种物质能够促进人体产生干扰素，并且促进人体释放干扰素，从而增强人体的抗病能力。

降糖最好这样吃

绿豆芽中的水分含量很高，因此，在烹调的时候不宜加热时间太长，加热时间太长会让绿豆芽中的水分大量流失，破坏绿豆芽中的营养成分。

降糖食谱推荐——炒绿豆芽

1. 用料：绿豆芽 400 克，红椒 30 克，青椒 30 克，粉丝 50 克，食盐、鸡精、植物油各适量。

2. 做法：

（1）绿豆芽洗净，用水焯熟。青椒、红椒切丝，粉丝用冷水浸泡。

（2）在锅中倒入植物油，倒入绿豆芽翻炒，再放入粉丝一起翻炒。

（3）最后，将准备好的青椒丝与红椒丝一同倒入锅中翻炒，加入适量食盐与鸡精，翻炒均匀后即可食用。

3. 功效：炒绿豆芽具有清热明目、降血糖、降血压、降血脂的作用，尤其适合夏天食用，可以开胃消食。

影响血糖的营养素含量表（以100克食物为例）

可食部		三大营养素				维生素				矿物质		
100克	热量	脂肪	糖类	蛋白质	膳食纤维	维生素C	维生素B_1	维生素B_2	维生素E	钙	镁	锌
	75.3千焦	0.1克	2.9克	2.1克	0.8克	6毫克	0.05毫克	0.06毫克	0.19毫克	9毫克	18毫克	0.35毫克

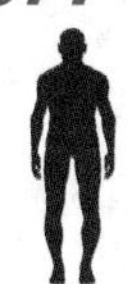

建议食用量：每天 60~100 克。

对降糖的好处

茄子含有非常丰富的维生素 P，维生素 P 可以增强人体毛细血管的弹性，对于预防人体微血管破裂出血有很大帮助。另外，茄子还含有一种叫皂苷的物质，这种物质能够帮助糖尿病患者控制血糖，尤其是对糖尿病引起的视网膜并发症有很好的预防作用。

降糖最好这样吃

茄子适合与猪肉和黄豆一起搭配食用，可以帮助糖尿病患者维持血压平稳，并且具有通气润燥等功效。

降糖食谱推荐——茄子炒豆角

1. 用料：茄子 200 克，豆角 200 克，植物油、食盐、味精、酱油、辣椒各适量。

2. 做法：

（1）将茄子洗净后切段，再将豆角洗净切段备用。

（2）在锅中放入植物油烧热，放入辣椒爆香，之后再放入茄子段、豆角段一起翻炒。

（3）加入适量食盐、味精、酱油进行调味，炒熟即可。

3. 功效：茄子炒豆角具有降血糖、保护肝脏与肾脏的功效，并且对降血压与降血脂也有很不错的功效。

影响血糖的营养素含量表（以100克食物为例）

可食部		三大营养素				维生素				矿物质		
93克	热量	脂肪	糖类	蛋白质	膳食纤维	维生素C	维生素B_1	维生素B_2	维生素E	钙	镁	锌
	87.9千焦	0.2克	4.9克	1.1克	1.3克	5毫克	0.02毫克	0.04毫克	1.13毫克	24毫克	13毫克	0.77毫克

建议食用量：每天 50~100 克。

对降糖的好处

白萝卜含有大量的钾元素，钾元素可以帮助人们预防高血压。另外，白萝卜还含有香豆酸等一些活性成分，这些活性成分可以帮助糖尿病患者降低血糖。

降糖最好这样吃

因为白萝卜具有润肠的功效，所以最好晚上吃白萝卜，这样不仅可以帮助人体消化一天的食物，还可以起到润肺清火的功效。

降糖食谱推荐——鸡汤白萝卜丝

1. 用料：白萝卜 200 克，红椒 30 克，胡萝卜 100 克，植物油、食盐、鸡汤、香菜各适量。

2. 做法：

（1）先将白萝卜、胡萝卜洗净，再将萝卜皮去除，将萝卜切成丝备用，将红椒洗净后切片备用。

（2）在锅中加入植物油，烧热后放入之前准备好的白萝卜丝、胡萝卜丝以及红椒片一起翻炒片刻即可。

（3）将翻炒过的白萝卜丝、胡萝卜丝以及红椒片，放入之前准备好的鸡汤中，加入适量食盐调味，煮熟后加入香菜即可。

3. 功效：鸡汤白萝卜丝可以起到养心润肺、降血脂、降血糖以及稳定血压的作用，还可以增强人的消化功能。

影响血糖的营养素含量表（以100克食物为例）

可食部		三大营养素				维生素				矿物质		
95克	热量	脂肪	糖类	蛋白质	膳食纤维	维生素C	维生素B_1	维生素B_2	维生素E	钙	镁	锌
	87.9千焦	0.1克	5克	0.9克	1克	21毫克	0.02毫克	0.03毫克	0.92毫克	36毫克	16毫克	0.3毫克

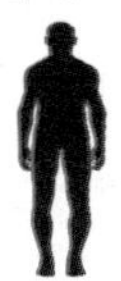

建议食用量：每天 100 克。

对降糖的好处

丝瓜含有的膳食纤维非常丰富，可以促进人体消化，起到排毒、通便的作用。丝瓜还含有瓜氨酸与皂苷等营养成分，这些营养成分可以减少肠道对葡萄糖的吸收，可以有效地帮助糖尿病患者控制餐后血糖。

降糖最好这样吃

丝瓜的味道比较清淡，因此，在烹调丝瓜的时候，最好不要加酱油或豆瓣酱这类味道比较重的调味料，以免破坏丝瓜原有的清香味道。

降糖食谱推荐——松子炒丝瓜

1. 用料：丝瓜 300 克，松子 50 克，胡萝卜 50 克，植物油、食盐、鸡精各适量。

2. 做法：

（1）先将丝瓜洗净后去皮，再将去皮后的丝瓜切成块备用。

（2）将胡萝卜洗净后切片，再将松子洗净后备用。

（3）在锅中倒入植物油，将油烧热后放入松子炒香，再放入事先准备好的丝瓜块、胡萝卜片，一起翻炒。

（4）加入适量的食盐与鸡精调味，炒熟即可。

3. 功效：松子炒丝瓜具有降血糖、控制产后血糖升高的作用，并且还可以达到清热解毒、润肠通便的功效。

影响血糖的营养素含量表（以100克食物为例）

、可食部		三大营养素				维生素				矿物质		
83克	热量	脂肪	糖类	蛋白质	膳食纤维	维生素C	维生素B_1	维生素B_2	维生素E	钙	镁	锌
	83.7千焦	0.2克	4.2克	1克	0.6克	5毫克	0.02毫克	0.04毫克	0.22毫克	14毫克	11毫克	0.21毫克

芹菜

建议食用量：每天 50 克。

对降糖的好处

芹菜中膳食纤维的含量较为丰富，吃芹菜可以阻碍人体消化道对糖的吸收，从而增加了胰岛素受体对胰岛素的敏感性，对于防治糖尿病有不错的效果。

降糖最好这样吃

芹菜性味甘寒，如果与百合一起搭配食用可以起到降压清热的效果。芹菜搭配番茄还可以起到保护血管健康、健胃消食的作用。芹菜的做法有很多种，无论是凉拌还是炒着吃，或者是榨汁喝都可以。

降糖食谱推荐——芹菜拌腐竹

1. 用料：芹菜 200 克，腐竹 200 克，鸡精、盐、植物油各适量。

2. 做法：

（1）先将腐竹用水发好，之后再用清水洗净后切块备用。

（2）将芹菜洗净后切段，将洗好的芹菜段放入沸水中焯熟之后捞出凉凉。

（3）将芹菜与腐竹放在一起，并加入适量的盐和鸡精。

（4）将锅中放入适量的植物油，将油烧热后放入葱花爆香，之后将油淋在腐竹与芹菜上拌匀即可。

3. 功效：芹菜拌腐竹可以帮助糖尿病患者预防糖尿病并发高血压症。

影响血糖的营养素含量表（以100克食物为例）

可食部		三大营养素				维生素				矿物质		
66克	热量	脂肪	糖类	蛋白质	膳食纤维	维生素 C	维生素 B_1	维生素 B_2	维生素 E	钙	镁	锌
	58.6千焦	0.1克	3.9克	0.8克	1.4克	12毫克	0.01毫克	0.08毫克	2.21毫克	48毫克	10毫克	0.46毫克

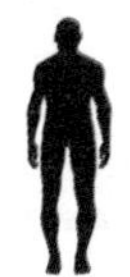

建议食用量：每天 50 克。

对降糖的好处

洋葱含有一定量的辛辣成分，也正因为如此，人们在切洋葱的时候常常会因为辛辣的味道而流泪，洋葱中的这种特有的辛辣成分可以提高胰岛素功能，虽然不能够增加胰岛素的分泌量，但是可以提升胰岛素的效果。

降糖最好这样吃

每个人每天吃 50 克的洋葱就可以达到降低血糖的目的，洋葱无论是生吃还是熟吃效果都是一样的。生吃洋葱能够获得洋葱中更多的营养素，但是吃多了容易刺激胃，熟吃洋葱虽然会破坏一些营养素，但是只要炒洋葱的时间不超过 1 分钟，营养成分还是会保留得很好的。

降糖食谱推荐——醋泡洋葱

1. 用料：洋葱 1 个，食用醋 5 大汤匙。

2. 做法：

（1）将洋葱去皮后洗净。

（2）将洗净后的洋葱切成片，放入微波炉中加热 2~3 分钟。

（3）将加热后的洋葱取出，放入之前准备好的食用醋，之后放在冰箱中冷藏，第二天就可以食用了。

3. 功效：每天早餐的时候食用一些醋泡洋葱，可以帮助糖尿病患者降低血糖，并且还有减轻体重的作用。

影响血糖的营养素含量表（以100克食物为例）

可食部		三大营养素				维生素				矿物质		
90克	热量	脂肪	糖类	蛋白质	膳食纤维	维生素C	维生素B_1	维生素B_2	维生素E	钙	镁	锌
	163.2千焦	0.2克	9克	1.1克	0.9克	8毫克	0.03毫克	0.03毫克	0.14毫克	24毫克	15毫克	0.23毫克

建议食用量：每天 70 克。

对降糖的好处

西蓝花含有对糖尿病患者很有益的两种物质，一种是铬；另一种就是膳食纤维。铬能够帮助 2 型糖尿病患者改善糖耐量，而膳食纤维则可以帮助糖尿病患者控制肠胃对葡萄糖的吸收。

降糖最好这样吃

烹饪西蓝花时，不要时间过长，否则会破坏西蓝花中的营养物质。西蓝花不太容易清洗，很容易残留一些农药成分，所以，在清洗西蓝花之前，可以先在水中放入少量盐，让西蓝花在其中浸泡 5 分钟，之后再用清水洗净，这样可以去除残留在西蓝花上的农药。

降糖食谱推荐——蔬菜沙拉

1. 用料：西蓝花、土豆、胡萝卜、黄瓜、番茄各 50 克，千岛酱适量。

2. 做法：

（1）将土豆、胡萝卜、黄瓜、番茄切丁，将西蓝花掰成小朵后备用。

（2）在锅中放入适量清水，将清水烧开后加入之前准备好的土豆丁和胡萝卜丁，用水焯熟，之后再放入小朵西蓝花焯 30 秒后捞出。

（3）将已经焯熟的土豆丁与胡萝卜丁与西蓝花、黄瓜丁、番茄丁放在一起，用千岛酱拌匀即可。

3. 功效：蔬菜沙拉含有丰富的膳食纤维，不仅有利于控制血糖，还有助于人体消化。

影响血糖的营养素含量表（以100克食物为例）

可食部		三大营养素				维生素				矿物质		
83克	热量	脂肪	糖类	蛋白质	膳食纤维	维生素C	维生素B_1	维生素B_2	维生素E	钙	镁	锌
	138.1千焦	0.6克	4.3克	4.1克	1.6克	51毫克	0.09毫克	0.13毫克	0.91毫克	67毫克	17毫克	0.78毫克

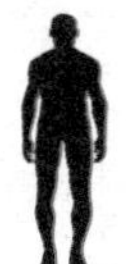

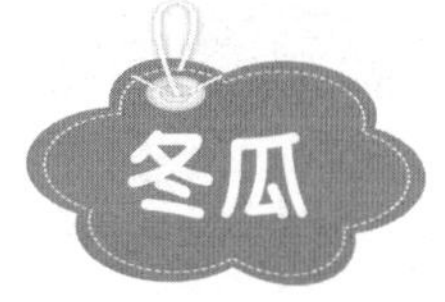

建议食用量：每天 50~100 克。

对降糖的好处

冬瓜不仅含糖量极低，就连热能与钠的含量都非常低，所以吃冬瓜不会对血糖造成任何不利的影响。而且冬瓜含有的葫芦巴碱与丙醇二酸两种物质，还可以帮助身体抑制糖类转化为脂肪，所以，2 型糖尿病患者以及中老年肥胖者食用冬瓜对身体很有好处。

降糖最好这样吃

生活中冬瓜可以做成很多美味的食物，可以用冬瓜做成汤喝，还可以炒着吃，也可以做成饺子馅。

降糖食谱推荐——蒜末冬瓜

1. 用料：冬瓜 300 克，大蒜 10 克，水淀粉、植物油、盐各适量。

2. 做法：

（1）将冬瓜洗净后切块，放入沸水中焯一下捞出沥干。

（2）将大蒜去皮拍碎，之后剁成蒜末。

（3）在锅中倒入适量植物油，待油烧至六成热的时候放入切好的冬瓜块，炒熟后放少许盐。

（4）出锅之前用少量的水淀粉勾芡，之后将蒜末撒入拌匀即可。

3. 功效：蒜末冬瓜能够帮助糖尿病患者调节血脂、血压以及血糖水平。

影响血糖的营养素含量表（以100克食物为例）

可食部		三大营养素				维生素				矿物质		
	热量	脂肪	糖类	蛋白质	膳食纤维	维生素C	维生素 B_1	维生素 B_2	维生素E	钙	镁	锌
80克	46.0千焦	0.2克	2.6克	0.4克	0.7克	18毫克	0.01毫克	0.01毫克	0.08毫克	19毫克	15毫克	0.07毫克

建议食用量：每天 80 克。

对降糖的好处

苦瓜含有一种叫作苦瓜皂苷的物质，这种物质与人体内的胰岛素极像，可以起到稳定血糖的作用，还能预防糖尿病并发症，如因糖尿病引起的酸中毒。苦瓜皂苷能够促进身体进行糖分分解，可以将身体内过剩的糖分转化成热量，并且改善身体的物质代谢。长期吃苦瓜，还可以延缓糖尿病并发白内障等眼部疾病。

降糖最好这样吃

凉拌苦瓜可以保存苦瓜中最多的营养成分，可是凉拌苦瓜的苦味比较重，建议在凉拌之前先用热水焯一下，怕苦的话还可以在水中加入少量小苏打，这样不仅可以减轻苦瓜的苦味，还可以让苦瓜的颜色变得更加翠绿。

降糖食谱推荐——苦瓜炒红椒

1. 用料：苦瓜 200 克，红椒 100 克，大蒜、盐、植物油各适量。

2. 做法：

（1）苦瓜洗净切片备用；红椒洗净切块备用；大蒜剁成蒜末。

（2）将油放入锅中烧热后，加入苦瓜和红椒，翻炒后放入适量盐，炒熟后放入蒜末即可。

3. 功效：经常食用苦瓜炒红椒不仅可以平稳人体血糖，还可以提高糖尿病患者自身的免疫能力。

影响血糖的营养素含量表（以100克食物为例）

可食部		三大营养素				维生素				矿物质		
	热量	脂肪	糖类	蛋白质	膳食纤维	维生素C	维生素B_1	维生素B_2	维生素E	钙	镁	锌
81克	79.5千焦	0.1克	4.9克	1克	1.4克	56毫克	0.03毫克	0.03毫克	0.85毫克	14毫克	18毫克	0.36毫克

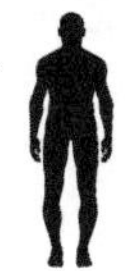

竹笋 建议食用量：每天 30 克。

对降糖的好处

竹笋含有大量的食物纤维，它有利于糖尿病患者延缓肠内食物消化，延缓葡萄糖的吸收，有助于降低餐后血糖。竹笋本身低糖、低脂，可以说是糖尿病患者理想的饮食伴侣。另外这些食物纤维能促进肠蠕动，帮助消化，缓解便秘。竹笋还含有多糖类物质，对糖尿病患者预防癌症有一定的功效。常吃竹笋不仅补充营养，还具有治病的功效。

降糖最好这样吃

竹笋与鸡肉同食，具有低脂肪、低碳水化合物、多纤维的特点，有暖胃、补精、益气的功效，特别适合体态较胖的人。

降糖食谱推荐——竹笋鲫鱼汤

1. 用料：鲫鱼 300 克，竹笋 100 克，植物油、盐、葱、姜、料酒、香菜各适量。

2. 做法：

（1）鲫鱼去鳞、腮、内脏，洗净后沥干水分；葱洗净、切段；姜洗净、切片；竹笋洗净、切片。

（2）锅置火上，倒入植物油烧至五成热，下入鲫鱼两面略煎，加入料酒去腥，放入煲锅中。

（3）煲锅中倒入适量清水，放入姜丝，大火煮沸后改小火煲约半小时，加入竹笋片煮至竹笋熟烂，加盐调味，放入葱丝、香菜即可。

3. 功效：竹笋是低脂、低糖、高纤维的蔬菜之一，非常适合糖病尿患者食用。

影响血糖的营养素含量表（以100克食物为例）

可食部		三大营养素				维生素				矿物质		
63克	热量	脂肪	糖类	蛋白质	膳食纤维	维生素C	维生素B_1	维生素B_2	维生素E	钙	镁	锌
	79.5千焦	0.2克	3.6克	2.6克	1.8克	5毫克	0.08毫克	0.08毫克	0.05毫克	9毫克	1毫克	0.33毫克

建议食用量：每天 100 克。

对降糖的好处

糖尿病患者食用富含胡萝卜素、纤维素的食物对稳定血糖有益。而芥蓝是富含纤维素的叶类蔬菜，其中胡萝卜素、维生素 C 含量很高，远远超过了菠菜和苋菜的维生素 C 含量。

降糖最好这样吃

牛肉宜与芥蓝同食，芥蓝是蔬菜中含维生素较多的蔬菜，与富含蛋白质、氨基酸的牛肉一起吃，既营养丰富，又温中利气。

芥蓝宜与蚝油同食，因为芥蓝富含维生素，蚝油富含微量元素和多种氨基酸，两者同食，可为人体提供全面而丰富的营养。

降糖食谱推荐——芥蓝炒肉片

1. 用料：芥蓝 300 克，猪瘦肉 50 克，尖椒 100 克，葱、植物油、盐、酱油、鸡精、花椒粉各适量。

2. 做法：

（1）将猪瘦肉洗净、切成片；尖椒洗净、切丝；葱洗净、切末；芥蓝洗净、切成段。

（2）锅中放油，油烧热时，放入葱花爆出香味，再放肉片炒到肉片变白。

（3）加入芥蓝、尖椒丝翻炒数下，再加盐、鸡精及酱油，翻炒几下即可。

3. 功效：芥蓝可降低胆固醇，软化血管，预防心脏病，很适合糖尿病患者食用。

影响血糖的营养素含量表（以100克食物为例）

可食部		三大营养素					维生素				矿物质		
78克	热量	胆固醇	脂肪	糖类	蛋白质	膳食纤维	维生素C	维生素 B_1	维生素 B_2	维生素E	钙	镁	锌
	79.5千焦	–	0.4克	2.6克	2.8克	1.6克	76毫克	0.02毫克	0.09毫克	0.58毫克	128毫克	18毫克	1.3毫克

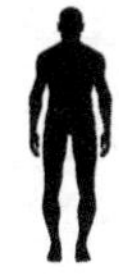

建议食用量：每天 100 克。

对降糖的好处

油菜富含膳食纤维，膳食纤维有减缓葡萄糖吸收，平衡餐后血糖的功效。油菜富含维生素 C，维生素 C 可消除体内的自由基，补充维生素 C 可延缓、改善糖尿病周围神经病变。另外，油菜含钙质也较多，可维持胰岛素的正常分泌。

降糖最好这样吃

油菜与豆腐搭配同食，有生津润燥、清热解毒、润肺止咳的功效。

油菜与虾仁同食，可补充钙质、蛋白质，防便秘，还能消肿散血、清热解毒。

降糖食谱推荐——油菜炒虾仁

1. 用料：虾肉 40 克，油菜 250 克，植物油、姜、葱各适量。

2. 做法：

（1）将虾肉洗净切成薄片，虾片用酱油、料酒、淀粉拌好；油菜梗叶分开，洗净后切成 3 厘米长的段；葱、姜切末。

（2）锅中加入油，烧热后先下虾片煸几下即起出，再把油锅熬热加盐，先煸炒油菜梗，再煸油菜叶，至半熟时倒入虾片，并加入佐料姜、葱等，用旺火快炒几下即可起锅装盘。

3. 功效：油菜属于高纤维、低热量蔬菜，有利于糖尿病患者的血糖控制。

影响血糖的营养素含量表（以100克食物为例）

可食部		三大营养素				维生素				矿物质		
87克	热量	脂肪	糖类	蛋白质	膳食纤维	维生素C	维生素 B_1	维生素 B_2	维生素E	钙	镁	锌
	96.3千焦	0.5克	3.8克	1.8克	1.1克	36毫克	0.04毫克	0.11毫克	–	108毫克	22毫克	0.33毫克

黑木耳 建议食用量：每天 5 ～ 10 克。

对降糖的好处

黑木耳含有丰富的矿物质、纤维素等营养元素，而且热量较低，不容易引起血糖升高，非常适合糖尿病患者食用。

降糖最好这样吃

黑木耳宜与绿豆同食，绿豆有清热解毒、生津润肺的功效。黑木耳中的胶质能增加人的饱腹感。两者同食，特别适合高血糖患者。

黑木耳宜与银耳搭配食用，两者都有益气润肺、排毒降脂的功效。两者同食，降脂排毒功效增强，高血糖患者常食，可降低血脂、补气润肺。

降糖食谱推荐——木耳炒茭白

1. 用料：芹菜、茭白、水发黑木耳各 100 克，植物油、盐、葱、姜各适量。

2. 做法：

（1）芹菜切段；茭白去皮切片；黑木耳洗净，撕成小块；葱、姜洗净，切末。

（2）把芹菜和茭白用开水焯一下，黑木耳用沸水淘洗一遍。

（3）锅中倒油，烧热后放入葱、姜爆出香味，再放入芹菜、茭白、黑木耳翻炒，用盐调味，翻炒均匀出锅即可。

3. 功效：经常食用黑木耳有降低血脂的功效。

影响血糖的营养素含量表（以100克食物为例）

可食部		三大营养素				维生素				矿物质		
	热量	脂肪	糖类	蛋白质	膳食纤维	维生素C	维生素 B_1	维生素 B_2	维生素E	钙	镁	锌
黑木耳（干）100克	857.9千焦	1.5克	65.6克	12.1克	29.9克	—	0.17毫克	0.44毫克	11.34毫克	247毫克	152毫克	3.18毫克

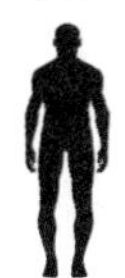

建议食用量：每天宜吃约 4 朵。

对降糖的好处

香菇是一种高蛋白、低脂肪的食材，含有香菇多糖、多种氨基酸和多种维生素。它的味道鲜美，香气沁人，营养丰富，素有“植物皇后”的美誉。在食疗作用上，香菇可以提高机体的免疫功能，延缓衰老，防癌抗癌，经常食用，对糖尿病患者有益。

降糖最好这样吃

香菇与莴苣搭配食用，有利湿通便、降脂降压的功效，特别适合糖尿病、慢性肾炎、高脂血症等患者。

香菇宜与豆腐同食，对降低血脂、保护血管细胞、预防心血管疾病有好处。如果一起做汤，香菇的香味会盖住豆腐的卤水味，可增加人的食欲。

降糖食谱推荐——香菇拌豆腐丝

1. 用料：鲜香菇 100 克，豆腐丝 100 克，香油、盐、香菜末各适量。

2. 做法：

（1）鲜香菇洗净，切成细丝，在沸水中焯熟。豆腐丝洗净，切段。

（2）把香菇丝和豆腐丝放入盘中，加入香油、盐、香菜末，搅拌均匀，即可食用。

3. 功效：香菇作为糖尿病患者的食疗佳品，可长期食用。

影响血糖的营养素含量表（以100克食物为例）

可食部		三大营养素				维生素				矿物质		
	热量	脂肪	糖类	蛋白质	膳食纤维	维生素C	维生素 B_1	维生素 B_2	维生素E	钙	镁	锌
100克	79.5千焦	0.3克	5.2克	2.2克	3.3克	1毫克	–	0.08毫克	–	2毫克	11毫克	0.66毫克

水果类

建议食用量：每天1个。

对降糖的好处

苹果含有大量的苹果酸、钾以及铬等物质。其中铬可以提高糖尿病患者对胰岛素的敏感性，而钾具有降低血压和预防心脑血管并发症的作用。苹果酸可以帮助糖尿病患者稳定血糖，保持血糖平稳。

降糖最好这样吃

很多人吃苹果的时候习惯性地将苹果皮削掉，其实苹果皮富含营养成分，吃苹果的时候最好连皮吃掉。另外，苹果与茶叶或洋葱一起搭配食用，还可以起到降血脂、保护心脏的作用。

降糖食谱推荐——芦笋苹果汁

1. 用料：苹果 1 个，芦笋 100 克，生菜 50 克，柠檬 1/3 个。

2. 做法：

（1）先将苹果洗净，再去皮去籽，将苹果切成小块。

（2）将芦笋洗净后切成小块，将生菜洗净后用手撕碎。

（3）将苹果块、芦笋块、柠檬以及撕碎的生菜放在一起，用榨汁机榨成汁即可。

3. 功效：芦笋苹果汁具有开胃消食、生津止渴，降血压、降血糖的作用。

影响血糖的营养素含量表（以100克食物为例）

可食部		三大营养素				维生素				矿物质		
76克	热量	脂肪	糖类	蛋白质	膳食纤维	维生素C	维生素B_1	维生素B_2	维生素E	钙	镁	锌
	217.6千焦	0.2克	13.5克	0.2克	1.2克	4毫克	0.06毫克	0.02毫克	2.12毫克	4毫克	4毫克	0.19毫克

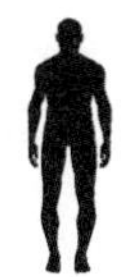

建议食用量：每天 100 克。

对降糖的好处

柚子含有丰富的铬，铬与胰岛素成分很相似，能够起到促进胰岛素分泌的作用，并且有降糖的效果。除此之外，柚子还含有一种叫作柚苷配基的物质，这种物质能够帮助人体消化分解脂肪，并且减少胰岛细胞的负担。

降糖最好这样吃

对于一些中老年 2 型糖尿病患者来说，喝柚子汁是不错的选择，柚子汁中的营养元素可以降低人体内的血糖，并且对动脉粥样硬化有预防作用。

降糖食谱推荐——南瓜柚子牛奶

1. 用料：柚子 100 克，南瓜 100 克，脱脂牛奶 400 毫升。

2. 做法：

（1）先将南瓜洗净去瓤后，切块放入锅中蒸熟。

（2）将蒸熟的南瓜去皮后凉凉备用。

（3）将柚子皮去除，之后再将柚子肉表面的薄皮和柚子籽去掉，将柚子肉取出后切成小块。

（4）将切好的柚子块、牛奶以及蒸熟的南瓜一同放入果汁机中进行搅拌，搅匀即可食用。

3. 功效：每天喝 1 杯南瓜柚子牛奶，既能控制血糖和血压，还能补钙和提升食欲。

影响血糖的营养素含量表（以100克食物为例）

可食部		三大营养素				维生素				矿物质		
69克	热量	脂肪	糖类	蛋白质	膳食纤维	维生素C	维生素B_1	维生素B_2	维生素E	钙	镁	锌
	171.6千焦	0.2克	9.5克	0.8克	0.4克	23毫克	–	0.3毫克	–	4毫克	4毫克	0.3毫克

建议食用量：每天 50 克。

对降糖的好处

樱桃含有一种叫作花青素苷的物质，这种物质可以改善人的血管壁弹性，是一种出色的抗氧化剂。很多人觉得樱桃酸甜可口，担心吃下去血糖会上升，岂不知樱桃却是生糖指数极低的水果，而且还对预防糖尿病并发症有不错的效果，每天适量吃一些樱桃对糖尿病患者有很大的好处。

降糖最好这样吃

樱桃与西米放在一起煮粥，不仅可以抑制糖尿病患者血糖升高，樱桃中富含的铁元素还可以起到预防贫血的效果。

樱桃与牛奶搭配食用，可以为人体补充足够的钙质与蛋白质等营养元素。

降糖食谱推荐——樱桃粥

1. 用料：樱桃 7 颗，大米 50 克，糯米 10 克。

2. 做法：

（1）将大米与糯米洗净后放在一起煮粥。

（2）将樱桃去核切丁，加入已经煮好的粥中即可。

3. 功效：长期吃樱桃粥可以改善贫血的状况，夏季可以将樱桃粥放入冰箱中冷藏一下再食用，口感更加清凉可口。

影响血糖的营养素含量表（以100克食物为例）

可食部		三大营养素				维生素				矿物质		
80克	热量	脂肪	糖类	蛋白质	膳食纤维	维生素C	维生素B_1	维生素B_2	维生素E	钙	镁	锌
	192.5千焦	0.2克	10.2克	1.1克	0.3克	10毫克	0.02毫克	0.02毫克	2.22毫克	11毫克	12毫克	0.23毫克

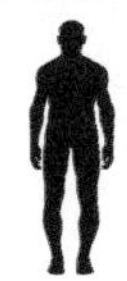

火龙果 建议食用量：每天半个。

对降糖的好处

火龙果具有低糖分、低热量、高纤维等特点，糖尿病患者吃火龙果不仅有利于病情的控制，还可以缓解高尿酸和高血压症状。火龙果含有比较稀少的花青素和植物性白蛋白，具有解除重金属中毒的功效。老年糖尿病患者食用火龙果可以保护胃壁的健康，并且可以抑制脑细胞损坏，能有效防止老年痴呆症的发生。

降糖最好这样吃

火龙果与海虾或是牛奶在一起搭配食用对身体好处更多。火龙果中的营养物质与海虾中的营养物质可以相互作用，帮助人体补充钙、铁、磷等矿物质，增强人们的免疫力。

降糖食谱推荐——火龙果黄瓜沙拉

1. 用料：火龙果 100 克，黄瓜 250 克，鲜虾仁、酸奶各适量。

2. 做法：

（1）火龙果洗净，挖出果肉，切丁；鲜虾仁洗净，挑去虾线，煮熟；黄瓜洗净，切丁。

（2）将火龙果、黄瓜、虾仁放在一个大盘中，调入适量酸奶拌匀即可。

3. 功效：这道沙拉含有丰富的维生素，能够提高糖尿病患者的免疫能力。

影响血糖的营养素含量表（以100克食物为例）

可食部		三大营养素				维生素				矿物质		
90克	热量	脂肪	糖类	蛋白质	膳食纤维	维生素C	维生素B_1	维生素B_2	维生素E	钙	镁	锌
	213.4千焦	0.2克	13.3克	1.1克	2克	5.2毫克	–	–	–	8.8毫克	–	–

建议食用量：每天 100~150 克。

对降糖的好处

草莓是水果中热量较低的一种，吃草莓可以防止餐后血糖升高过快，而且还不会给胰腺增加任何的负担。草莓含有大量的膳食纤维，可以有效延长食物在肠胃中停留的时间，并且可以降低葡萄糖的吸收速度，这样人体的血糖就不会出现起伏不定的现象了。

降糖最好这样吃

草莓不仅可以生吃，还可以用来煮粥。草莓搭配麦片煮粥喝，可以起到降血压、降血糖、降血脂的效果，糖尿病患者可以用草莓煮麦片粥作为早餐，也可以作为加餐来食用。草莓的外皮比较脆弱，因此，在清洗的时候需要格外注意，稍微用力就会导致草莓表皮破裂。

降糖食谱推荐——草莓葡萄柚乳酸饮

1. 用料：草莓 100 克，葡萄柚 150 克，酸奶 100 毫升。

2. 做法：

（1）将草莓蒂去除干净，切成小丁。将葡萄柚的果肉取出后切成小块。

（2）将草莓、葡萄柚、酸奶一同放入榨汁机中，并且加入适量的清水进行搅拌，搅拌均匀即可食用。

3. 功效：草莓葡萄柚乳酸饮中含有多种营养元素，不仅可以让糖尿病患者大饱口福，还可以抑制血糖上升过快。

影响血糖的营养素含量表（以100克食物为例）

可食部		三大营养素				维生素				矿物质		
97克	热量	脂肪	糖类	蛋白质	膳食纤维	维生素C	维生素B_1	维生素B_2	维生素E	钙	镁	锌
	125.6千焦	0.2克	7.1克	1克	1.1克	47毫克	0.02毫克	0.03毫克	0.71毫克	18毫克	12毫克	0.14毫克

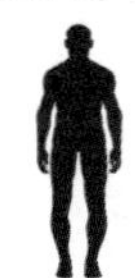

猕猴桃

建议食用量：每天 100~200 克。

对降糖的好处

猕猴桃因为自身含有大量的维生素 C，所以有“维生素 C 之王”的美称。除此之外，猕猴桃还含有一种叫作“肌醇”的物质，这种物质类似天然糖醇类物质，可以调节人体细胞内的激素和神经传导效应，对于抑郁症和糖尿病都有预防的作用。猕猴桃还富含矿物质镁、钙，其中钙可以维持胰岛素的正常分泌，镁可调节血糖。

降糖最好这样吃

猕猴桃的做法有很多，榨汁、制成果脯或是直接吃，我建议大家平时吃猕猴桃的时候，最好去皮之后就直接吃，这样可以更好地保留猕猴桃中的营养成分和膳食纤维，每天坚持食用还可以缓解糖尿病症状。

降糖食谱推荐——银耳猕猴桃羹

1. 用料：猕猴桃 100 克，银耳 20 克，莲子 10 克，甜味剂适量。

2. 做法：

（1）先将银耳放入水中泡发 20 分钟，再将泡发后的银耳去蒂，切成小朵备用。将猕猴桃去皮之后切丁备用。

（2）将银耳用清水煮开，之后再加入莲子用中火熬 40 分钟。

（3）最后将猕猴桃丁放入其中，并且加入少许甜味剂，搅拌均匀即可。

3. 功效：银耳猕猴桃羹可以帮助糖尿病患者提高自身免疫力，还可以起到控制血糖的作用。

影响血糖的营养素含量表（以100克食物为例）

可食部		三大营养素				维生素				矿物质		
83克	热量	脂肪	糖类	蛋白质	膳食纤维	维生素 C	维生素 B_1	维生素 B_2	维生素 E	钙	镁	锌
	234.4千焦	0.6克	14.5克	0.8克	2.6克	62毫克	0.05毫克	0.02毫克	2.43毫克	27毫克	12毫克	0.57毫克

肉、水产类

建议食用量：每天 80 克。

对降糖的好处

兔肉含卵磷脂丰富，可阻止血栓形成，保护血管壁，并可有效降低体内胆固醇，可预防糖尿病患者并发高脂血症。兔肉中的胆固醇含量是肉类中最低的，脂肪含量同样也很低，但蛋白质含量却很高，因此，兔肉非常适合糖尿病患者食用。

降糖最好这样吃

兔肉的烹调方式有很多，无论是炒着吃还是拌着吃都同样美味。另外，吃兔肉的时候也可以搭配山药、莴笋等食物一起炖着吃，这样炖出来的兔肉不仅口感好，还可以缓解糖尿病患者乏力、口渴、消瘦等症状。

降糖食谱推荐——兔肉炖南瓜

1. 用料：南瓜 200 克，兔肉 70 克，盐、葱花适量。

2. 做法：

（1）将南瓜去皮、去子后洗净切成块备用。兔肉洗净切块备用。

（2）在锅中加入适量的植物油，将油烧至七成熟后放入葱花炒香，再放入准备好的兔肉，一起翻炒。

（3）当兔肉的颜色已经发白，再放入切好的南瓜块一起翻炒均匀，再加入适量清水一起炖煮。将兔肉与南瓜炖熟之后，放入适量的盐调味即可。

3. 功效：兔肉炖南瓜可以帮助糖尿病患者辅助降糖。

影响血糖的营养素含量表（以100克食物为例）

可食部		三大营养素				维生素				矿物质		
100克	热量	脂肪	糖类	蛋白质	膳食纤维	维生素C	维生素B_1	维生素B_2	维生素E	钙	镁	锌
	426.9千焦	2.2克	0.9克	19.7克	–	–	0.11毫克	0.1毫克	0.42毫克	12毫克	15毫克	1.3毫克

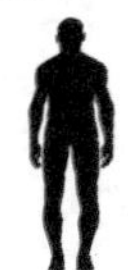

带鱼

建议食用量：每天 80 克。

对降糖的好处

带鱼中的镁含量较高，糖尿病患者每周吃 1~2 次，对于预防糖尿病并发心血管病变有很大帮助。鱼鳞含有丰富的磷脂、蛋白质、碘、铁等物质，而且鱼鳞中不饱和脂肪酸的含量也不亚于鱼肉，所以，建议在烹饪带鱼的时候尽量不要将鱼鳞刮干净。

降糖最好这样吃

带鱼与苦瓜搭配食用有补虚益气的效果。带鱼与荸荠一起食用也不错，荸荠中的汁液含量较多，如果与带鱼放在一起熬汤喝，对糖尿病患者的口渴、伤津症状也有缓解作用，并且可以改善多尿症状。

降糖食谱推荐——醋烹带鱼

1. 用料：带鱼 300 克，花椒粒、淀粉、葱花、醋、料酒、香菜、酱油、植物油、盐各适量。

2. 做法：

（1）将带鱼洗净后剁成段，再放入少许淀粉搅拌均匀。

（2）将裹着淀粉的带鱼段放在油锅中煎至金黄色捞出。

（3）将之前准备好的花椒粒放入锅中炒香，再放入酱油、葱花、醋以及少许的料酒，将之前煎好的带鱼块倒入其中一起翻炒均匀。

（4）关火焖 2 分钟，再加入少量食盐，表面撒上香菜即可。

3. 功效：这道菜有补养体质的作用。

影响血糖的营养素含量表（以100克食物为例）

可食部		三大营养素				维生素				矿物质		
76克	热量	脂肪	糖类	蛋白质	膳食纤维	维生素C	维生素B_1	维生素B_2	维生素E	钙	镁	锌
	531.5千焦	4.9克	3.1克	17.7克	–	–	0.02毫克	0.06毫克	0.82毫克	28毫克	43毫克	0.7毫克

鳕鱼

建议食用量：每天 100 克。

对降糖的好处

鳕鱼含有较为丰富的ω-3脂肪酸，这种物质可以帮助人体提高胰岛素的敏感性，可以让血液中的血糖比较顺利地进入人体细胞内，并且让血糖得到充分利用，降低血液中的血糖水平。鳕鱼中的镁元素含量较高，常吃鳕鱼能对心血管系统起到良好的保护作用，糖尿病患者吃鳕鱼也可以预防并发高血压、心肌梗死等疾病。

降糖最好这样吃

鳕鱼虽然对人体有益，但并不适合所有的糖尿病患者。原因在于鳕鱼含有大量的嘌呤，如果是糖尿病合并尿酸过高，或是合并痛风的患者最好不要吃鳕鱼，吃了鳕鱼可能会使病情加重。

降糖食谱推荐——枸杞鳕鱼

1. 用料：鳕鱼 100 克，枸杞子 10 克，植物油、盐适量

2. 做法：

（1）先将鳕鱼清洗干净，之后再将鳕鱼放入油锅中煎一下，记得煎的时间不宜太长。

（2）将枸杞子清洗干净，与煎好的鳕鱼一起放入锅中，在锅中加入适量的水，用中火炖煮到鳕鱼鱼肉熟烂，最后加入少量的食盐即可。

3. 功效：建议每周吃 1~2 次枸杞鳕鱼，长期坚持就可以起到预防糖尿病并发症的作用。

影响血糖的营养素含量表（以100克食物为例）

可食部		三大营养素				维生素				矿物质		
45克	热量	脂肪	糖类	蛋白质	膳食纤维	维生素C	维生素 B_1	维生素 B_2	维生素E	钙	镁	锌
	368.3千焦	0.5克	0.5克	20.4克	–	–	0.04毫克	0.13毫克	–	42毫克	84毫克	0.86毫克

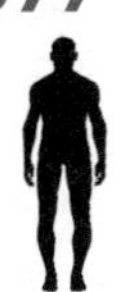

建议食用量：每天 50 克。

对降糖的好处

鳝鱼含有黄鳝素 A 与黄鳝素 B 两种物质，这两种物质不仅可以控制血糖水平，还可以调节体内糖代谢。鳝鱼中丰富的维生素 A 可以让人的视力变得更好，对于夜盲症与视力减退的预防有非常显著的效果，对于防治糖尿病并发眼病效果也不错。

降糖最好这样吃

平时我们吃鳝鱼的时候，如果觉得单吃鳝鱼味道不好，也可以搭配莲藕或是薏米一起吃。鳝鱼搭配莲藕可以维持人体内的酸碱平衡，并且可以起到滋养身体的作用，对于提高糖尿病患者的免疫力也有非常不错的效果。

降糖食谱推荐——黄芪鳝鱼汤

1. 用料：黄鳝肉 300 克，黄芪 30 克，姜、盐各适量。

2. 做法：

（1）将黄鳝肉洗净后切段备用，姜洗净，切末。

（2）将黄芪洗净后装入纱布袋中备用。

（3）将黄鳝肉与黄芪一同放入砂锅中，加入适量的清水一起炖。

（4）当黄鳝炖熟之后，取出砂锅中的黄芪药袋，加入适量食盐与姜末进行调味即可食用。

3. 功效：黄芪鳝鱼汤对于控制糖尿病患者的血糖水平有帮助，还可以提升糖尿病患者的胰岛素敏感性。

影响血糖的营养素含量表（以100克食物为例）

可食部		三大营养素				维生素				矿物质		
	热量	脂肪	糖类	蛋白质	膳食纤维	维生素C	维生素 B_1	维生素 B_2	维生素E	钙	镁	锌
67 克	372.5 千焦	1.4 克	1.2 克	18 克	–	–	0.06 毫克	0.98 毫克	1.34 毫克	42 毫克	18 毫克	1.97 毫克

建议食用量：每天 100 克。

对降糖的好处

海带含有一种叫作海带多糖的物质，这种物质可以起到保护胰岛细胞的作用，糖尿病患者食用海带可以增强糖尿病患者的糖耐量，并且可以起到降低血糖的作用。

降糖最好这样吃

在洗海带的时候，使用热水清洗，这样海带表面滑腻腻的物质就会被清理干净了。吃海带的时候，建议与冬瓜或紫菜一起搭配食用，可以起到降血压、降血脂的作用，还可以改善贫血和水肿症状。

降糖食谱推荐——苦瓜海带瘦肉汤

1. 用料：海带 100 克，苦瓜 150 克，瘦肉 200 克，食盐、味精各适量。

2. 做法：

（1）先将海带放在清水中浸泡 1 小时，再用清水洗净后，切丝备用。

（2）苦瓜用清水洗净，用刀将苦瓜切成两半，将苦瓜子去除，切块备用。

（3）将瘦肉用清水洗净，切成小块备用。

（4）将切好的海带丝、苦瓜丁、瘦肉丁放入砂锅中，加入适量清水炖煮。

（5）当瘦肉被煮烂后，放入适量食盐与味精，即可食用。

3. 功效：苦瓜海带瘦肉汤具有降血糖、降血压的功效。苦瓜还具有清热泻火、排毒瘦身的作用，建议肥胖的糖尿病患者多食用。

影响血糖的营养素含量表（以100克食物为例）

可食部		三大营养素				维生素				矿物质		
	热量	脂肪	糖类	蛋白质	膳食纤维	维生素C	维生素B_1	维生素B_2	维生素E	钙	镁	锌
海带（干）98克	322.2千焦	0.1克	23.4克	1.8克	6.1克	—	0.01毫克	0.1毫克	0.85毫克	348毫克	129毫克	0.65毫克

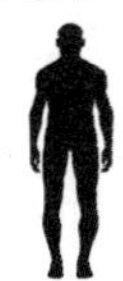

建议食用量：每天 15 克。

对降糖的好处

紫菜含有一种叫作紫菜多糖的物质，这种物质可以起到降低血糖、降低胆固醇的作用。另外，紫菜还含有丰富的硒元素，这种硒元素与胰岛素的生理活性极其类似，可以帮助人体调节糖代谢。

降糖最好这样吃

有些紫菜含有泥沙或杂质，因此，在吃紫菜之前，最好先将紫菜放在水中浸泡一会儿，将紫菜中的泥沙与杂质清除干净。

降糖食谱推荐——紫菜蛋花汤

1. 用料：紫菜 20 克，鸡蛋 2 个，鸡汤 1000 毫升，食盐、鸡精、味精、姜片、胡椒粉各适量。

2. 做法：

（1）先将紫菜放在清水中浸泡开，再将紫菜用清水洗干净，捞出备用。

（2）将准备好的鸡汤倒入锅中，放入适量的姜片、食盐、鸡精一起煮，当鸡汤被煮沸后加入紫菜。

（3）最后，将鸡蛋打成蛋花，再倒入沸腾的鸡汤中，搅散后加入味精和胡椒粉即可。

3. 功效：紫菜蛋花汤具有生津止渴、清热利尿的作用，可以改善糖尿病患者口渴的症状。

影响血糖的营养素含量表（以100克食物为例）

可食部		三大营养素				维生素				矿物质		
紫菜（干）100 克	热量	脂肪	糖类	蛋白质	膳食纤维	维生素C	维生素 B_1	维生素 B_2	维生素E	钙	镁	锌
	866.3 千焦	1.1 克	44.1 克	26.7 克	21.6 克	2 毫克	0.27 毫克	1.02 毫克	1.82 毫克	264 毫克	105 毫克	2.47 毫克

中药类

性味：味甘、淡，性平。
归经：归肝、肾、膀胱经。
建议食用量：每天 15~30 克。

对降糖的好处

现代医学研究证明玉米须降糖的成分是生物碱类或者是多糖类，其机理是促进了胰岛素的分泌，加强了分解代谢，使血糖降低。玉米须煎液里的玉米多糖含量很高，甚至高达 4% 左右，多糖可以降低血糖，促进体内肝糖原的合成。玉米须中的皂苷类物质对糖尿病的治疗也有辅助作用。

降糖最好这样吃

虽然玉米须性味平和，一般人都可以吃，可是如果用量过大或是饮用时间太长的话，也可能会对身体造成不良反应，因此，建议每天食用量最好保持在 15~30 克之间。

降糖食谱推荐——玉米须降糖茶

1. 用料：玉米须 10 克，贡菊花 5 克，清水适量。

2. 做法：

（1）玉米须和贡菊花用清水冲洗几遍，去掉表面的尘土。

（2）锅中放清水，大火烧开，放入玉米须和贡菊花，然后小火煮 20 分钟，关火，凉凉即可饮用。

3. 功效：菊花有清肝明目的作用，玉米须有降糖的作用，两者合起来会减缓因糖尿病引起眼睛的并发症。

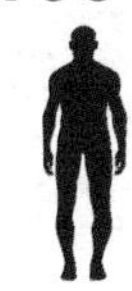

性味：味甘，性平。
归经：归脾、肺、肾经。
建议食用量：每天 10~20 克。

对降糖的好处

山药含有淀粉酶与黏蛋白等物质，这些物质可以帮助人体起到降血糖、血脂以及促进消化的作用。山药含有可溶性纤维，吸水后能膨胀 80 ~ 100 倍，容易产生饱腹感，从而控制进食欲望，也有控制餐后血糖升高的功效。

降糖最好这样吃

在炒山药的时候，可以将新鲜的山药外皮清洗干净，再将山药去皮切片，炒着吃比较适于脾胃不良或是肾气亏虚的患者。另外，山药还可以蒸着吃，将山药洗净之后，直接放入蒸锅中蒸 20~30 分钟即可，吃的时候将山药的外皮剥掉就可以了，这样吃可以补益脾胃。

降糖食谱推荐——山药苹果汁

1. 用料：山药 20 克，苹果 100 克，酸奶适量。

2. 做法：

（1）将山药去皮后洗净，并切成小块备用。

（2）将切好的山药放在沸水中焯一下，之后捞出凉凉。

（3）将苹果洗净后去皮、去核，并切成小块备用。

（4）将山药块与苹果块放入榨汁机中，并加入适量酸奶一起搅拌均匀即可。

3. 功效：山药苹果汁具有润肠通便的作用，而且营养丰富，非常适合糖尿病患者饮用。

性味：味甘，性平。

归经：归肝、肾、肺经。

建议食用量：每天 10 克。

对降糖的好处

枸杞子含有一种非常特殊的物质——枸杞子多糖。这种物质能够增强 2 型糖尿病患者体内胰岛素的敏感性。这样一来，糖尿病患者体内的肝糖原储备量就会跟着增加，降糖效果自然也就非常明显了。每天吃枸杞子，还可以有效控制餐后血糖升高速度过快。

降糖最好这样吃

枸杞子的吃法很多，最简单的一种就是将枸杞子洗净，之后直接放入嘴里嚼着吃。此外，还可以将枸杞子洗净后煎成汤汁饮用，每天喝 2 次就会起到降糖效果，平时煮粥或是煲汤的时候，也可以放入一些枸杞子，不仅可以起到降糖作用，还可以让粥或汤的颜色更加好看。

枸杞子性热，作用在温热的身体上效果就格外明显，所以，在感冒发烧或是身体有炎症的时候最好不要吃。另外，有腹泻现象的人，最好也不要吃枸杞子，否则会加重病情。

降糖食谱推荐——枸杞子菊花茶

1. 用料：枸杞子 9 克，菊花适量。

2. 做法：将枸杞子与菊花洗净后放入杯中，用适量的开水进行冲泡即可。

3. 功效：每天喝一些枸杞子菊花茶，对于糖尿病患者可以起到清热明目的效果。

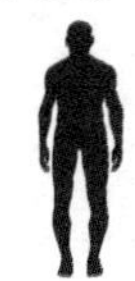

性味：味涩，性平。
归经：归心、脾、肾经。
建议食用量：每天 10 克。

对降糖的好处

莲子含有非常丰富的钾、钙、磷等物质，这些物质可以促进人体的凝血功能，同时还能维持神经传导性以及镇定神经。可以改善消化不良、高血压等疾病。莲子还含有莲子糖与莲子碱两种物质，这两种物质能够帮助 2 型糖尿病患者降低血总胆固醇，并且缓解多饮、多尿以及乏力的症状。

降糖最好这样吃

莲子的莲子心味道极苦，但是不建议去除，因为莲子心有不错的强心作用，并且能够帮助糖尿病患者扩张血管，降低血压，吃莲子心还有降火等功效。如果是面色苍白、手脚冰冷的患者，建议用莲子搭配党参、黄芪、乳鸽来煲汤，这样就可以缓解不适症状了。

降糖食谱推荐——莲子百合瘦肉粥

1. 用料：猪瘦肉 250 克，莲子 10 克，百合 10 克，葱段、料酒、姜片、盐各适量。

2. 做法：

（1）先将莲子与百合用清水泡发。

（2）将猪瘦肉洗净后切成薄片备用。

（3）将猪瘦肉、莲子以及百合放入砂锅中，并加入适量的清水大火煮沸。

（4）将之前准备好的姜片、葱段和料酒加入其中，改为小火，炖 1 小时后，加入适量调味料即可食用。

3. 功效：莲子百合瘦肉粥的热量和脂肪含量非常低，食物的营养成分比较高，对于糖尿病患者控制血糖有很大帮助。

黄芪

性味：味甘，性微温。

归经：归肺、脾经。

建议食用量：每天 10 克。

对降糖的好处

黄芪中含有一种叫作黄芪多糖的物质，这种物质可以起到双向调节血糖的作用，作用在人体后既可以防止低血糖现象，又可以对抗高血糖现象。除此之外，黄芪还能够帮助糖尿病患者改善糖耐量受损现象，减少腹部多余的脂肪，肥胖的糖尿病患者比较适合吃黄芪。

降糖最好这样吃

在生活中黄芪的用处很多，我们可以在煮粥或是煲汤的时候放入黄芪，也可以用黄芪泡茶喝。泡黄芪的时候可以取 10 克黄芪，用开水浸泡 15 分钟，每 10 克黄芪可以反复冲泡 2~3 次。

黄芪不能与萝卜一起搭配着吃，两者搭配在一起食用会损害人体健康。当人患上感冒或是风寒的时候，身体处于发烧状态，又或是女性生理期时，都不适宜食用黄芪。

降糖食谱推荐——黄芪山药茶

1. 用料：黄芪 5 克，山药 5 克，茉莉花 3 克。

2. 做法：将黄芪、山药、茉莉花一起放入杯中，加入沸水后用盖子盖住，焖 5 分钟左右即可饮用了。

3. 功效：黄芪山药茶能够起到防治血糖升高的作用，糖尿病患者可以当作茶水来饮用。

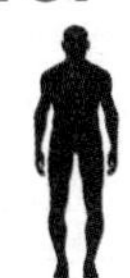

性味：味辛、甘，性大热。
归经：归肾、脾、心、肝经。
建议食用量：每天 5 克。

对降糖的好处

肉桂含有黄烷醇多酚类物质，这是一种抗氧化物质，能够帮助糖尿病患者提高胰岛素对血糖水平的稳定作用，还可以帮助糖尿病患者降低胰岛素抵抗。

降糖最好这样吃

我们炖菜煲汤的时候，将肉桂放入其中，可以让菜肴的味道更可口。炒菜时可以将肉桂磨成粉末放入其中，煮粥也是同样道理。平日里，也可以取肉桂粉末 2~5 克用温水送服，可以改善糖尿病症状。

因为肉桂性热，所以活血作用比较明显，孕妇以及阴虚火旺的人，吃了肉桂之后很容易造成血热出血的现象，因此，不建议这类人群食用肉桂。

降糖食谱推荐——肉桂南瓜

1. 用料：肉桂粉 8 克，南瓜 250 克，牛奶 240 毫升，水淀粉、盐各适量。

2. 做法：

（1）先将南瓜洗净，去子后切成小块，将南瓜有皮的一面朝下铺在锅底。

（2）将牛奶加入其中，之后再放入 100 毫升清水，用中火将南瓜煮透，加入适量的食盐，转为小火后继续煮 5 分钟。

（3）将煮好的南瓜用水淀粉进行勾芡，出锅之后撒上之前准备好的肉桂粉即可食用。

3. 功效：食用肉桂南瓜可以帮助糖尿病患者健脾开胃。

性味：味甘酸，性寒。

归经：归大肠经。

建议食用量：每天 10~15 克。

对降糖的好处

马齿苋含有丰富的去甲肾上腺素，这种物质可以帮助人体调节糖代谢，并且促进人体分泌胰岛素，帮助糖尿病患者起到辅助降糖的作用。马齿苋含有丰富的维生素 A，可以增强人们的视网膜感光性，帮助糖尿病患者保护视力健康，并且有效防止发生糖尿病并发眼病。

降糖最好这样吃

如果患有腹泻或是胃肠炎症的糖尿病患者，不妨试试用马齿苋来煮粥喝，可以起到不错的治疗效果。另外，马齿苋用水焯一下放凉之后，放点儿蒜泥一起凉拌味道清爽可口，非常好吃。

降糖食谱推荐——马齿苋槐花粥

1. 用料：马齿苋 100 克，大米 100 克，槐花 30 克。

2. 做法：

（1）将马齿苋用清水洗净，再放入开水中焯软捞出，将水分沥干并切成碎末。

（2）将槐花用清水洗净晾干后，切成碎末。

（3）将大米洗净后煮成粥，粥熟了之后，放入之前准备好的马齿苋碎末与槐花碎末，小火煮开之后即可食用。

3. 功效：马齿苋槐花粥具有降血压、降血糖的功效。

其他

建议食用量：每天 10 克。

对降糖的好处

生姜含有特有的姜黄素，能够帮助人体降低血糖，长期吃生姜还可以帮助糖尿病患者抵抗并发症的出现，低剂量的姜黄素就可以预防糖尿病并发白内障眼病，所以，吃生姜对糖尿病患者的好处非常多。

降糖最好这样吃

生姜可以搭配的食物有很多，平时我们做菜或是煲汤的时候，都可以加入一些生姜来提味。生姜与绿豆芽搭配来吃，可以补充身体所需的维生素 C，在做绿豆芽汤的时候最好能够加一些生姜在里面，这样喝汤不仅可以起到驱寒的效果，还可以帮助糖尿病患者增强抵抗力。生姜搭配莲藕也是一种不错的选择，莲藕能够补益脾胃、清热生津，与生姜一起食用可以帮助糖尿病患者缓解心烦口渴的症状。

降糖食谱推荐——生姜茶

1. 用料：生姜、茶叶少许。

2. 做法：将生姜洗净后切片，与茶叶放在一起用水煎煮即可，每天饭后饮用。

3. 功效：患有风寒感冒的糖尿病患者，建议饮用生姜茶，可以温肺驱寒，治疗感冒。

影响血糖的营养素含量表（以100克食物为例）

可食部		三大营养素				维生素				矿物质		
姜（干）95 克	热量	脂肪	糖类	蛋白质	膳食纤维	维生素 C	维生素 B_1	维生素 B_2	维生素 E	钙	镁	锌
	305.5 千焦	0.7 克	8.5 克	1.4 克	2.7 克	–	–	0.1 毫克	–	62 毫克	–	2.3 毫克

建议食用量：每天 10~20 克。

对降糖的好处

黑芝麻含有较多的天然维生素 E，可清除生物膜内产生的自由基，保护胰岛细胞。黑芝麻中的营养成分还能够增加肝脏以及肌肉中的糖原含量，对于降低血糖也有不错的效果。经常吃黑芝麻还可以预防动脉硬化。

降糖最好这样吃

黑芝麻与白芝麻可谓是一对好兄弟，两者都有不错的润肠通便、滋阴润肤的效果，其中黑芝麻更偏药用一点儿。黑芝麻比较适合与海带一起食用，海带具有净化血液的作用，而黑芝麻可以改善人体血液循环，降低胆固醇含量，两种一起食用还具有抗衰老和美容的作用。

降糖食谱美食——山药芝麻黑豆浆

1. 用料：熟黑芝麻 5 克，山药 50 克，黑豆 70 克。

2. 做法：

（1）将黑豆放入清水中浸泡 10 小时后洗净备用。

（2）将山药去皮洗净后切成小块。

（3）将熟黑芝麻、泡好的黑豆以及洗净的山药放入豆浆机中，再加入适量的清水一起搅打成豆浆即可。

3. 功效：每天喝 1 杯山药芝麻黑豆浆，可以帮助糖尿病患者延缓餐后血糖上升。

影响血糖的营养素含量表（以100克食物为例）

可食部		三大营养素				维生素				矿物质		
100克	热量	脂肪	糖类	蛋白质	膳食纤维	维生素C	维生素B_1	维生素B_2	维生素E	钙	镁	锌
	2222.2千焦	46.1克	24克	19.1克	14克	–	0.66毫克	0.25毫克	50.4毫克	780毫克	290毫克	6.13毫克

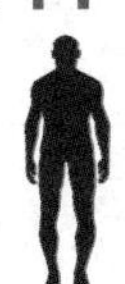

建议食用量：每天 5 克。

对降糖的好处

绿茶含有一种叫作儿茶素的物质，这种物质具有一种涩涩的味道，它能够降低肠道内糖类的吸收速度，可以帮助糖尿病患者抑制餐后血糖上升速度。绿茶还具有去油脂的作用，建议肥胖的糖尿病患者可以多喝一些绿茶。

降糖最好这样吃

泡茶时水温一定不要过高，最好的泡茶水温是 80~90℃。绿茶可以搭配乌龙茶以及柠檬一起饮用，可以起到降血糖、降血脂、补中益气、排毒通便的作用。

降糖食谱推荐——红花绿茶饮

1. 用料：绿茶 3 克，红花 5 克。

2. 做法：

（1）将绿茶与红花用清水清洗干净，一起放入杯中。

（2）在杯中加入热水，盖上杯盖焖 5 分钟。

（3）将红花与绿茶过滤后即可饮用。

功效：红花绿茶饮具有活血化瘀的功效，可以促进人体血液循环，还可以降低血糖、血脂和血压，可以帮助糖尿病患者预防动脉硬化以及心脑血管疾病。

影响血糖的营养素含量表（以100克食物为例）

可食部		三大营养素				维生素				矿物质		
100克	热量	脂肪	糖类	蛋白质	膳食纤维	维生素C	维生素 B_1	维生素 B_2	维生素E	钙	镁	锌
	1238.8千焦	2.3克	50.3克	34.2克	15.6克	19毫克	0.02毫克	0.35毫克	9.57毫克	325毫克	196毫克	4.3毫克

建议食用量：每天 15~20 毫升。

对降糖的好处

糖尿病患者由于胰岛素的活性不佳，所以很难将糖类带入细胞内，也因此造成了糖类在身体内无法被充分利用。而醋却含有大量的醋酸、柠檬酸、琥珀酸、苹果酸等有机酸，这些有机酸恰恰能够起到促进体内糖类代谢的作用，因此，糖尿病患者经常吃醋可以起到控制血糖的作用。

降糖最好这样吃

醋是一种很好的调味品，吃醋也对身体有很多好处，但是不建议直接喝醋。因为直接喝醋，可能会损伤食道，因此，最好在烹饪菜肴的时候，适量加入醋进行调味。醋与芝麻、排骨和莲藕一起搭配食用，可以促进人体对铁质、钙质的吸收，并且可以促进胃肠蠕动。

降糖食谱推荐——醋熘包菜

1. 用料：醋 10 毫升，包菜 400 克，干辣椒 5 克，食盐、酱油各适量。

2. 做法：

（1）将包菜用清水洗净后，切片备用。将干辣椒洗净后，切段备用。

（2）在锅中倒入适量植物油后烧热，放入干辣椒爆香后再倒入包菜片快速翻炒。待包菜片被炒熟后，放入醋、酱油、食盐调味即可。

3. 功效：醋熘包菜对降低血糖和血脂有益，并且还有开胃消食的作用。

影响血糖的营养素含量表（以100克食物为例）

可食部		三大营养素				维生素				矿物质		
100克	热量	脂肪	糖类	蛋白质	膳食纤维	维生素C	维生素B_1	维生素B_2	维生素E	钙	镁	锌
	129.7千焦	0.3克	4.9克	2.1克	15.6克	1.4毫克	0.03毫克	0.05毫克	–	17毫克	13毫克	1.25毫克

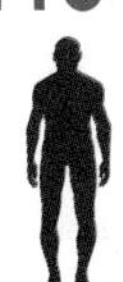

建议食用量：每天 30 克。

对降糖的好处

核桃中的脂肪酸含量非常高，这种物质对于改善糖尿病患者胰岛素分泌功能有很大帮助，并且可以起到降低血糖的作用。

降糖最好这样吃

核桃的营养价值很高，但是核桃的热量也非常高，因此糖尿病患者不宜多吃。可以将核桃与粗粮放在一起煮粥喝。另外，核桃与黑芝麻或鳝鱼搭配在一起食用，不仅可以降低血糖，还可以补肝益肾，让头发变得乌黑浓密。

降糖食谱推荐——核桃仁芝麻糊

1. 用料：核桃仁 20 克，黑芝麻 20 克，杏仁 25 克，蜂蜜适量。

2. 做法：

（1）先将核桃仁、黑芝麻以及杏仁用清水洗净，再将它们放入锅中小火炒香。将炒好的核桃仁、黑芝麻以及杏仁取出后凉凉。

（2）将凉凉的核桃仁、黑芝麻以及杏仁研成细末，放入杯中。

（3）在杯中倒入沸水，将研好的细末搅拌均匀，冷却至 60℃，放入适量蜂蜜即可饮用。

3. 功效：核桃仁芝麻糊具有滋补肝肾、强健筋骨的作用，可以改善糖尿病患者体虚乏力、小便多等症状。

影响血糖的营养素含量表（以100克食物为例）

可食部		三大营养素				维生素				矿物质		
核桃（干）43 克	热量	脂肪	糖类	蛋白质	膳食纤维	维生素 C	维生素 B_1	维生素 B_2	维生素 E	钙	镁	锌
	2624.0 千焦	58.8 克	19.1 克	14.9 克	9.5 克	1 毫克	0.15 毫克	0.14 毫克	43.21 毫克	56 毫克	131 毫克	2.17 毫克

建议食用量：每天 3~4 瓣。

对降糖的好处

大蒜含有硫醚化合物、大蒜辣油、蒜素、谷胱甘肽等营养物质，这些营养物质可以起到降低血脂和血糖的作用。其中，谷胱甘肽还具有抗氧化的作用，可以提升人体肝脏的解毒能力，可以有效预防糖尿病并发肝病。

降糖最好这样吃

大蒜与醋和黄瓜一起搭配食用可以起到降血压、降血糖的作用，还可以缓解痢疾和肠炎。对于胆固醇高、脂肪过多的糖尿病患者，吃大蒜绝对是最好的选择。

降糖食谱推荐——蒜蓉西蓝花

1. 用料：蒜蓉 30 克，西蓝花 400 克，香油 5 克，食盐、鸡精各适量。

2. 做法：

（1）先将西蓝花用清水洗净，再放入沸水中焯熟，捞出沥干。记得在沸水中加入少许食盐。

（2）将香油倒入锅中烧热，再将准备好的蒜蓉放入油锅中炒香。

（3）在炒香的蒜蓉中放入食盐、鸡精调味，之后将炒香的蒜蓉倒在之前准备好的西蓝花上即可。

3. 功效：蒜蓉西蓝花具有杀菌解毒的作用，可以帮助人体降血压、降血糖，还可以预防心脏病。

影响血糖的营养素含量表（以100克食物为例）

可食部		三大营养素				维生素				矿物质		
	热量	脂肪	糖类	蛋白质	膳食纤维	维生素C	维生素 B_1	维生素 B_2	维生素E	钙	镁	锌
85克	527.3千焦	0.2克	27.6克	4.5克	1.1克	7毫克	0.04毫克	0.06毫克	1.07毫克	39毫克	21毫克	0.88毫克

第三章

合理运动，让降糖生活更轻松

运动是一件不花钱又对身体有好处的事情，可是很多人却懒得运动，尤其是那些平时感觉身体乏力的糖尿病患者，更有理由不去运动了。其实，合理的运动可以改善糖尿病症状，其中有氧运动是糖尿病患者最理想的运动方式。不同的糖尿病患者要根据自己的身体状况来选择适合自己的运动方式，这样才能够让降糖生活过得更加轻松。

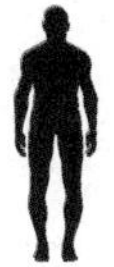

坚持运动的好处

长期坚持运动可以让身体越来越健康，对糖尿病的防治非常有利，但是运动却不是一天两天的事情，需要长期坚持才能够看到效果。运动对糖尿病患者的好处很多，下面我们就来看看坚持运动对糖尿病患者都有哪些好处。

有效控制血糖

人的整个运动过程其实就是人体能量的一个“支出”过程。每个人每天都要摄入一定的热量，如果身体不断地摄入热量，而没有及时地支出，身体内的热量就会越来越多，各种疾病也会随之而来。人在做运动的时候，肌肉中的糖原也在不断地被消耗，随着不断运动，人的血液中含有的葡萄糖就会不断地被肌肉吸收并且消耗。因此，运动可以起到降低血糖的作用。

葡萄糖进入细胞的过程是需要胰岛素参与的，运动可以消耗一定数量的血糖，所以胰岛素分泌量也会相对减少，因此，运动也可以减少糖尿病患者的胰岛素用量。

如果是 1 型糖尿病患者，每天坚持运动可以使细胞对胰岛素的感受增强。很多糖尿病患者刚开始运动的时候，血糖控制效果不太理想，经常出现忽高忽低的现象，可是坚持运动一段时间之后，血糖控制得就相对平稳了，平时只需要少量的胰岛素就可以让血糖下降。

2 型糖尿病患者每天坚持运动，可以改善胰岛素抵抗。此外，运动还可以帮助减少内脏的脂肪，让血液中的胆固醇与三酰甘油含量降低，增强人体有益的高密度脂蛋白的含量，减少发生代谢综合征的危险性。长期坚持运动不仅有利于血糖的控制，还可以防治高脂血症、动脉粥样硬化等疾病。

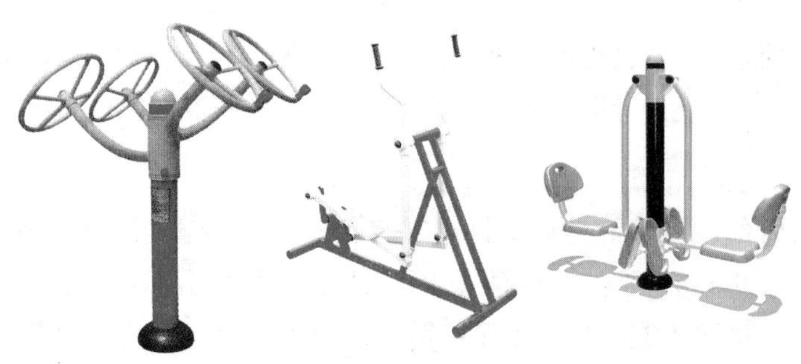

减轻体重

肥胖会给糖尿病患者带来很多麻烦，如果长期坚持运动会减少体内的脂肪，增加人体肌肉的含量，对糖尿病患者来说，肌肉增加可是一件好事。肌肉就像人体消耗多余能量的机器一样，只有肌肉不断地增多，消耗多余能量的机器马力才会越来越大，想要运转机器自然就需要消耗更多的能量了。运动后血液中的糖分会不断地转换为能量提供给肌肉，这样血液中的糖分就会被充分利用，糖尿病患者的血糖水平也就平稳了。

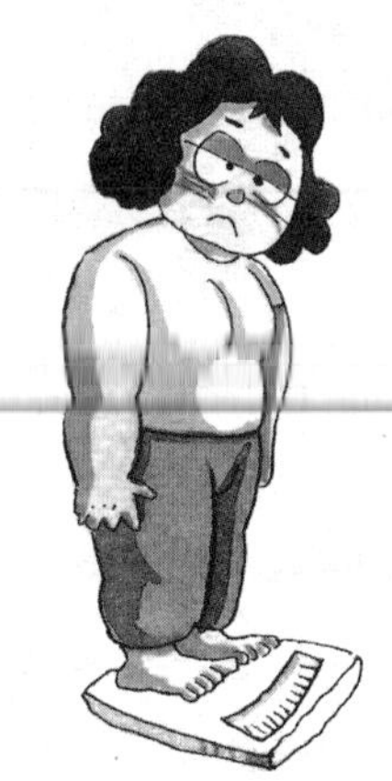

我推荐糖尿病患者做一些强度比较小的运动，刚开始运动的时候身体内的血糖会慢慢地被消耗，坚持一段时间之后，身体内的脂肪也会跟着被消耗了，尤其是坚持的时间越久，减轻体重的效果就会越明显。

降低胰岛素抵抗

每次做有氧运动之后，都可以提升人体对葡萄糖的利用率和胰岛素对机体的摄取，增加细胞内的糖原合成，从而帮助糖尿病患者控制血糖水平，降低胰岛素抵抗。

当人进行过激烈的运动之后，身体在一段时间内的胰岛素受体的自动磷酸化水平会不断增加，这对改善人体胰岛素抵抗有很大帮助。值得一提的是，老年人与年轻人运动之后，对胰岛素产生的影响是不同的。有研究证实，间歇式的有氧运动比持续的中等强度的运动方式更有利于提高人体的代谢能力，降低人体发生代谢症的概率。长期坚持做有氧运动，人体内的胰岛素受体磷酸化会有显著提高。

促脂类代谢

如果糖尿病患者能够经常进行有规律的运动，就可以提高肌肉中脂蛋白酶的活性，加速脂肪分解，使三酰甘油得到缓解并提高高密度脂蛋白水平。

增强心血管功能

心血管的主要功能是负责将氧气与摄入的营养输送到身体各个部位，同时帮助人体排出不需要的废物，因此，糖尿病患者必须要增强自己的心血管功能，这样才能够让身体保持得更加健康，而运动是可以提高心血管功能的最有效的方法。

经常做运动的人，平时心脏功能与不做运动的人差异不大，但是在运动的时候就可以看到心脏功能的不同了。经常做运动的人在运动的时候，心血管功能反应会非常小，而且恢复得也会特别快。相反，经常不做运动的人，在运动之后，心脏跳动会非常剧烈，只要做一点儿运动就会气喘吁吁，而且需要很久才能够平静下来，这就是心血管功能脆弱的表现。

另外，经常做运动会增加血管弹性，帮助人体维持血压正常，并且让血液循环变得更加畅通。与此同时，经常运动还会让血液中的高密度脂蛋白的浓度增加，低密度脂蛋白的浓度降低，从而延缓血管硬化的速度。

防止肌肉老化

无论哪一种运动，都需要通过肌肉的收缩来进行。如果每天都坚持运动的话，人体的肌肉纤维就会变得更加有力量，人的体力也会越来越高。坚持运动会让肌肉中的蛋白质与糖原储备量增加，肌肉中的血管也会变得丰富起来，对身体内的血液循环以及人体的新陈代谢都有不错的改善作用，同时，还会提高动作的灵活性与准确性，可以防止肌肉老化。

促进骨质增强

人在运动的时候，可以促进人体的骨骼发育与生长，并且增强骨质。人体的肌肉都附着在骨骼表面，因此，人在运动的时候，对骨骼影响非常大，可以改善骨骼的血液循环以及代谢能力，让骨骼的表面密度增大，让骨质变得更加坚固。随着年龄的增大，人的骨骼开始慢慢变化，变得非常脆弱，很多老年人摔一跤就可能造成严重的骨折，而年轻人则不会，这是因为人的骨骼也会随着年龄增长而开始老化。

运动会让身体的各个关节韧性加强，并且提高身体的灵活性与骨骼的弹性。这样一来，人的骨头就没有那么脆弱了。长期坚持运动可以防止骨质增生，肌肉以及韧带的老化。

运动前需要做哪些准备

除了一些身体不太适合运动的糖尿病患者，其他人都需要坚持运动，在运动之前也需要做好充分的运动准备，下面我就为大家讲讲运动之前究竟需要做好哪些准备工作。

制订详细的运动计划

糖尿病患者做运动就和吃药一样，都需要有一定的计划才行，运动的时候要根据自己的年龄、性别以及身体情况来做一个详细的运动计划，这样才能够达到最好的运动效果。

5:00—7:00
轻柔运动助清肠

每天早晨醒来之后，最好可以喝1杯与体温相差无几的白开水，之后再做一些轻微的运动。因为人睡了一夜之后，体温会下降，做少量的运动可以让身体发热，帮助肠道活动。

9:00—11:00
上午的最佳运动时间

这个时间段里，人刚刚吃过早餐，精力充沛，大脑也处于一种非常活跃的状态，无论是学习还是工作，都会保持良好的状态。当然，这个时候也是做运动的最佳时间。

15:00—17:00
运动时别忘了多喝水

这个时间段是最佳的排毒去火的时间，所以，在这个时间段里运动可以让身体内的火气与毒气都排泄出来。需要提醒的是，千万不要忘记喝水，因为这个时候也是每天的喝水时间，运动的时候多喝水会加速身体排毒。

17:00—19:00
简单运动睡得更好

一天中这个时间段人体的体温会升至最高，人体的耐力与体力也会达到巅峰状态，如果坚持做一些简单的运动，会有利于晚上入睡，并且还可以提高人的睡眠质量。如果有失眠困扰，或是平时睡眠状态不是很好的人，尽量选择在这个时间段里运动。

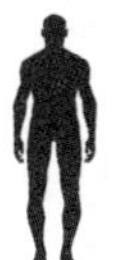

根据不同运动选择合适的装备

运动的时候，运动装备的选择也非常重要。很多糖尿病患者喜欢穿布鞋散步，尤其是一些上了年纪的糖尿病患者更是喜欢穿布鞋。觉得布鞋的材质比较柔软，而且比较轻便，价格又相对比较低廉。其实，运动的时候最好不要选择布鞋，布鞋太软了，很容易让坚硬的物体扎破。如果糖尿病患者已经发生了神经病变，足部对疼痛的反应就会变得很弱，即便脚受伤都很难察觉到，长此以往很容易造成足部溃疡。所以，建议上了年纪的糖尿病患者运动的时候最好不要穿布鞋，适合穿质量较好的运动鞋。在穿鞋之后也要格外注意，鞋子里是否有砂粒或是异物，避免划伤足部。

运动的时候衣服的选择也尤为重要，如果是冬天运动，最好多穿几件质地较好的比较轻薄的衣服，还要选择保暖性好的。这样一来在运动的过程中，如果感觉到热的话，可以将衣服脱掉几件。衣服的最外层最好穿一些羊毛制品，这样的衣物透气性比较好，而且也有不错的保暖效果。另外，冬季外出运动的时候，手套、帽子、围脖一样都不能少，全部戴齐，以免着凉感冒。

如果是在天气比较暖和的季节外出运动，建议糖尿病患者选择透气性比较好的衣服。夏季外出运动最好准备一顶比较轻便的帽子，这样可以防止阳光直接照射在头顶上，也可以防止头皮被太阳灼伤。夏季如果天气比较潮湿，尽量不要穿露膝盖的运动装，糖尿病患者的身体很容易受寒，尤其是膝盖部位，受寒后很容易导致风湿病。此外，在选择衣服的时候，要选择面料轻柔、干爽、透气性好的。这样才能够保证运动的时候身体更加舒适，也能够提升运动效果。

运动不能空腹也不能吃得太饱

现在有很多年轻人喜欢清晨不吃饭就运动，觉得这样运动后健身效果会好一点儿，而且有利于减肥。对于糖尿病患者来说，运动的时候一定不能空腹，也不能吃得太饱了。

因为人在运动的时候，会消耗身体内的能量，而人体能量的主要来源就是碳水化合物，人在空腹的情况下血糖值会变低，如果在这个时候运动，就需要消耗大量的能量，血糖浓度会变得更低，就会引发低血糖甚至昏迷。建议糖尿病患者在餐后一小时再运动，或是在运动之前先喝上一点儿蜂蜜水，运动的时候带上一些糖块或是巧克力等食物，可以避免发生低血糖。

很多人吃得太饱了就想去运动一下，觉得吃饱了运动效果会更好，有助于消化和减肥。其实，当吃饱后去做运动时，很容易引起胃痉挛，如果剧烈运动还会引发恶心、呕吐等症状，不仅不能促进消化，反而会引起消化不良，运动的效果也不好。

此外，还要注意运动之后千万不要立刻吃东西。很多人觉得我今天运动量大了，感觉很累、很饿，应该多吃点儿东西补补身体。岂不知人在运动之后，肠胃中的血液含量很少，如果这个时候吃东西，很容易造成消化不良，而且不利于肠胃对食物营养的吸收。

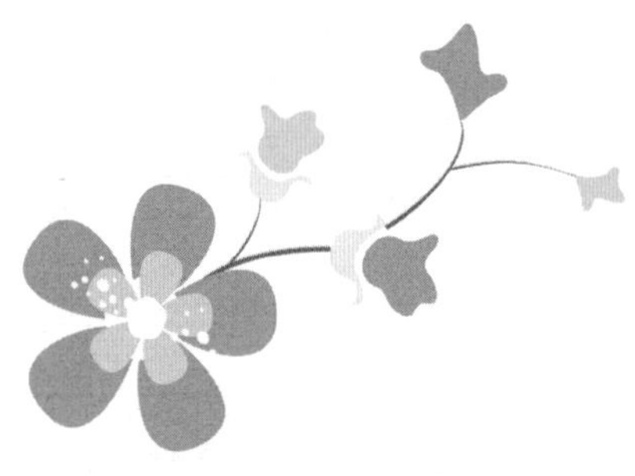

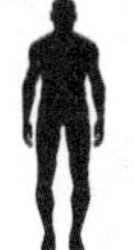

餐后一小时再运动

有很多糖尿病患者问我，每天在什么时间运动最佳？这个时间不是固定的，而且每个人的自身情况也不一样。如果真正说一个时间，相信很多人都无法按照这个时间去运动，所以我建议以用餐时间来计算，每天餐后一小时再做运动，可以有效地控制血液中的三酰甘油的含量。

很多人喜欢清晨锻炼，主要是比较安静，车也比较少，锻炼的时候心情也比较好。但实际上，糖尿病患者锻炼还要小心会不会有低血糖的问题，要是早上起来空腹锻炼，低血糖的危险就比较大。如果你没有吃东西就锻炼，锻炼时间长了，又不能及时回家吃东西，就可能会产生低血糖，这就得不偿失了。所以我们不是特别主张早上起来不吃饭、不吃药就去锻炼，建议早上起来正常吃药，正常吃饭，然后饭后去锻炼，太阳也升起来了，这样更好。

饭后多长时间锻炼合适呢？一般我们主张餐后一小时，这一个小时是给糖尿病患者留了消化的时间，消化好了以后血液可以从胃肠道到胳膊、腿，为你全身供氧、供能量，使身体更好的锻炼。所以一般主张饭后一个小时再进行锻炼，而且白天锻炼更好，如果白天没有时间锻炼，任何时间锻炼也都比不锻炼好。

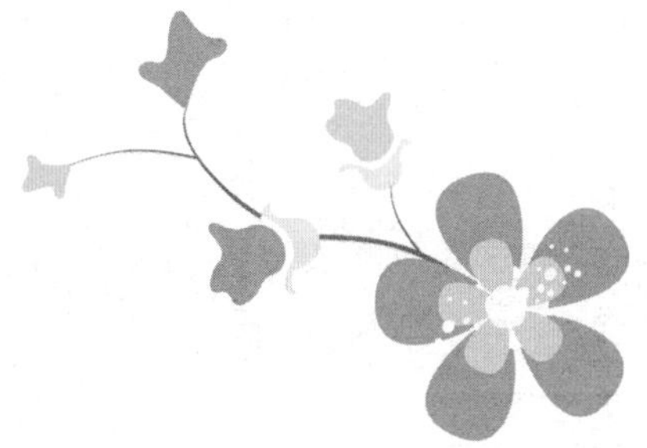

提前热身可以避免扭伤

坚持运动固然是好事，可是很多人在做运动的时候扭伤自己的身体，这不是因为运动的时候太过激烈，往往是因为做运动之前没有好好地进行热身锻炼。

如果不做任何的热身活动就开始运动的话，人的神经系统与身体的各个器官系统还没有准备好，肌肉和韧带也没有活动开，这样人的身体协调性就会比较差，因此也很容易在运动的过程中发生扭伤。有人认为，既然做运动之前做热身可以避免身体扭伤，那就索性多做一些热身运动。其实，热身运动如果做得过多，身体的活动量就会跟着增加，还没有真正开始运动，身体就进入疲惫状态了，运动效果大打折扣。

下面我就教大家一些简单的热身方法，希望大家在运动之前灵活地运用这些热身方法，让运动变得更加顺利。

身体前屈，压韧带，让自己的双手尽量触碰到地面。
1

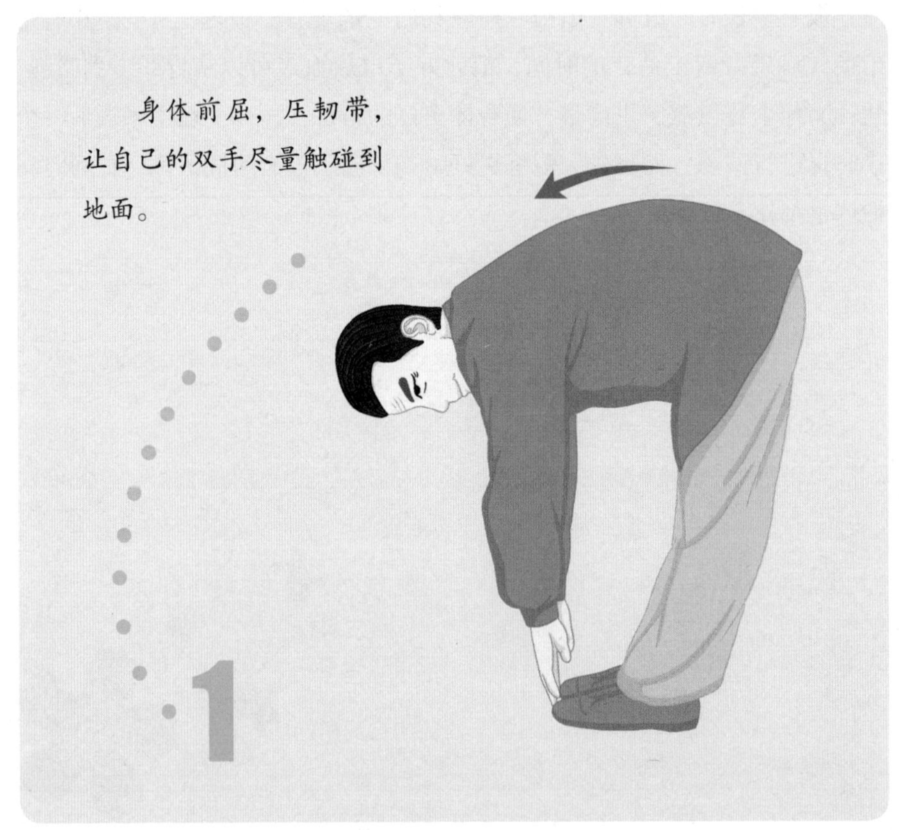

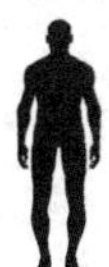

2

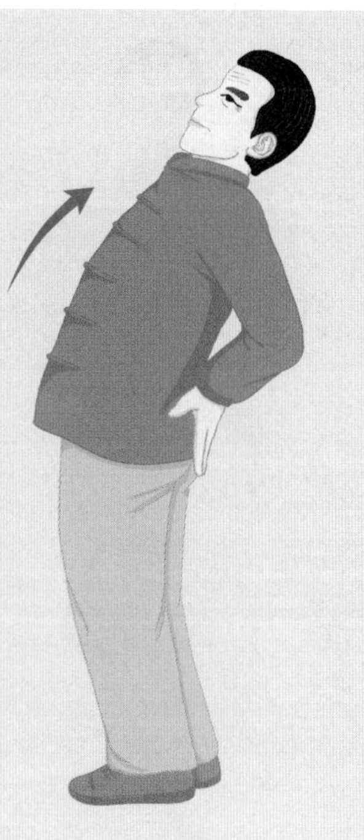

身体后屈，注意双手要撑住自己的腰部，身体尽量向后倾，到极限的位置停止。

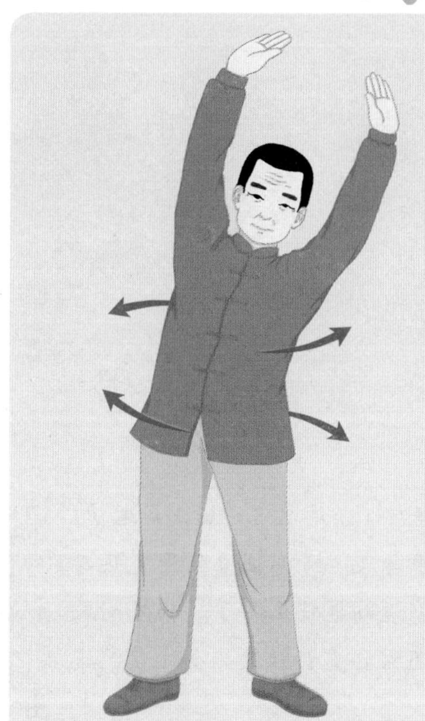

3

旋转自己的身体，双脚站立，双腿分开与肩同宽，左右旋转至极限位置，反复更换旋转方向。

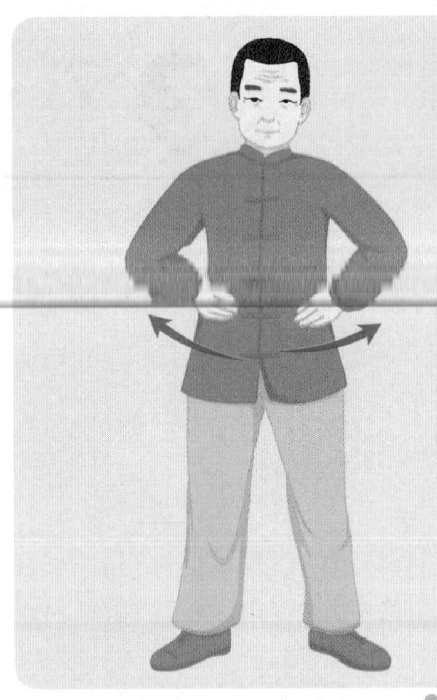

双脚站立以身体中心为轴，双手叉腰，左右转动自己的腰部。

4

5

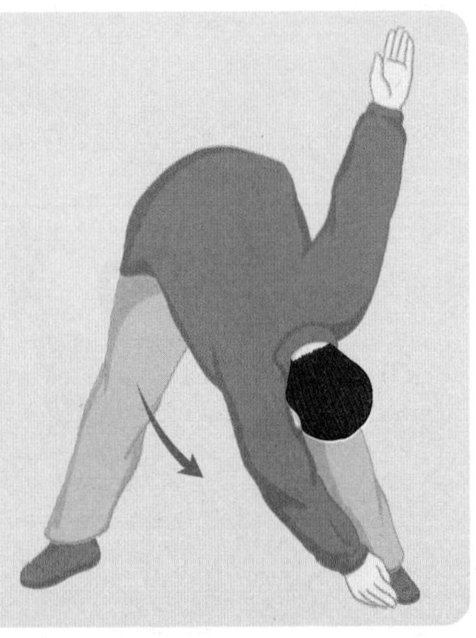

双臂在身体两侧平举，俯下身体试着慢慢转动身体，左手尝试触碰右脚面，之后转动身体用右手触碰左脚面，反复做这个动作。除此之外，还可以慢跑热身，这个方法最为简单，记得跑步的时候速度一定要慢。

小贴士

热身运动做完之后最好在4分钟之后开始正式运动，如果间歇的时间太长了，身体又会逐渐恢复到没有热身之前的状态，之前做的热身运动也就白费了。如果间歇太长时间，做运动的时候还需要重新补做热身运动，这样才能够尽量避免扭伤。

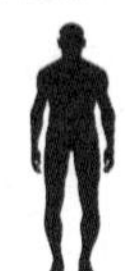

对局部进行针对性活动

如果是进行一些比较剧烈的运动，做热身的时候一定要有针对性地活动，容易受伤的部位一定要提前做好准备活动才行。比如，跑步或是跳跃的时候，需要重点活动有关的肌肉与关节，这样可以减少扭伤的发生，还可以保护腿部肌肉与膝、踝关节。人们可以通过局部针对性活动减少肌肉与韧带的黏性，增强肌肉与韧带的弹性与伸展性。

糖尿病患者在运动的时候腰部很容易损伤，这不仅仅是因为运动容易损伤到腰部，还因为病情会影响到糖尿病患者的腰部。所以很多糖尿病患者都会和我反映，在运动之后感觉腰疼得快要断了，这是一种比较普遍的现象，因此我也特别给大家讲讲如何给腰部做运动。

俯卧背起 3 次，当背起至 20 厘米的时候，保持这个动作 5 秒，之后再反复练习，每做 10 次为一组，每天训练可以起到锻炼腰部力量的作用。

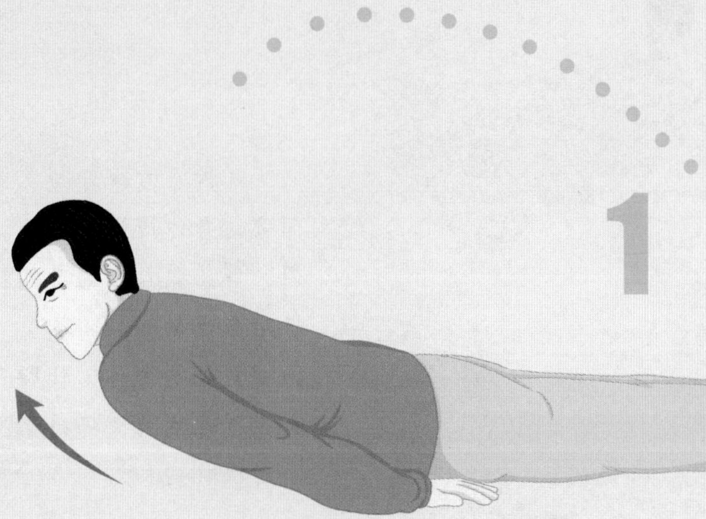

双手向身体的后侧伸出，并撑住地面，眼睛看向天空，以自己的双手手掌以及后脚跟为支点，将身体绷成一个斜面，腰背部用力，保持这个动作10~20秒。

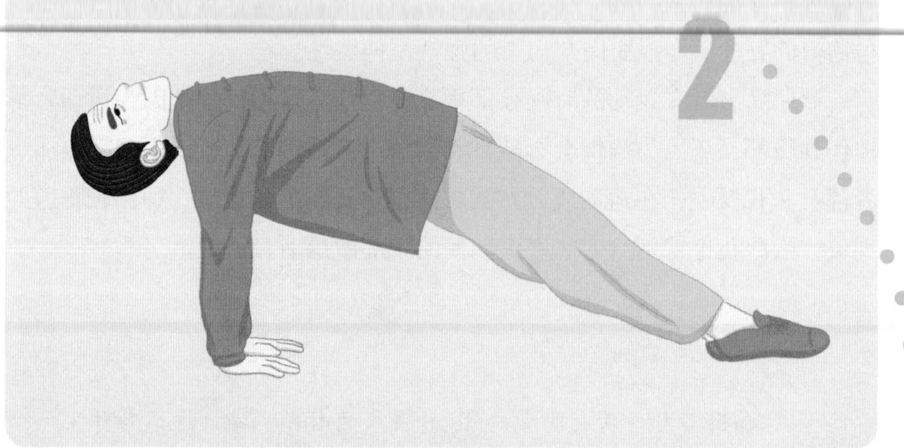

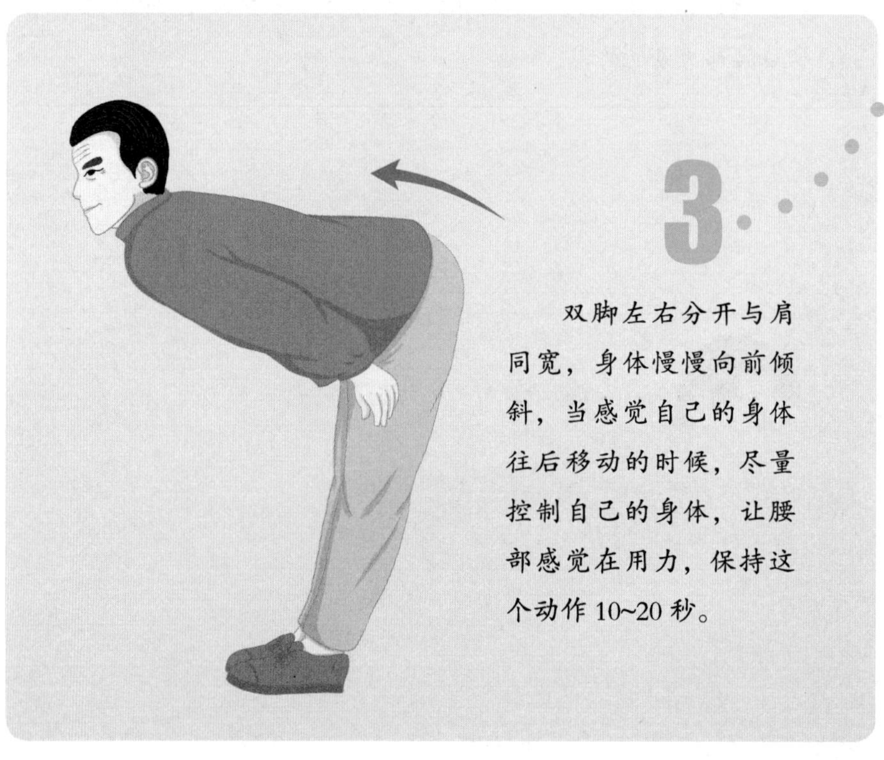

双脚左右分开与肩同宽，身体慢慢向前倾斜，当感觉自己的身体往后移动的时候，尽量控制自己的身体，让腰部感觉在用力，保持这个动作10~20秒。

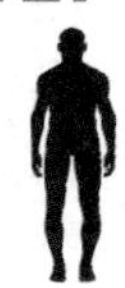

运动时除了针对身体容易受伤的部位做运动以外，还需要针对容易受伤的部位做保护措施，比如说，肌肉如果容易拉伤，就给肌肉贴上肌肉效能贴，这样就可以起到保护肌肉的效果。如果做运动的时候常常感觉到身体疲惫，肌肉酸胀痛的感觉一直都没有消退，说明你的身体已经在运动的过程中受伤了，这个时候就不应该继续坚持运动了，不然很可能让身体受到更大的伤害。

运动其实是一把双刃剑，如果运用恰当可以让身体变得越来越健康，但是如果运动不当也会让身体受伤。建议糖尿病患者根据自己的身体情况来做运动，先从一些运动量比较小的运动开始做起，逐渐地根据身体情况来调整自己的运动量，让身体适应运动节奏，这样才能让身体变得越来越好，运动才能达到让身体健康的目的。

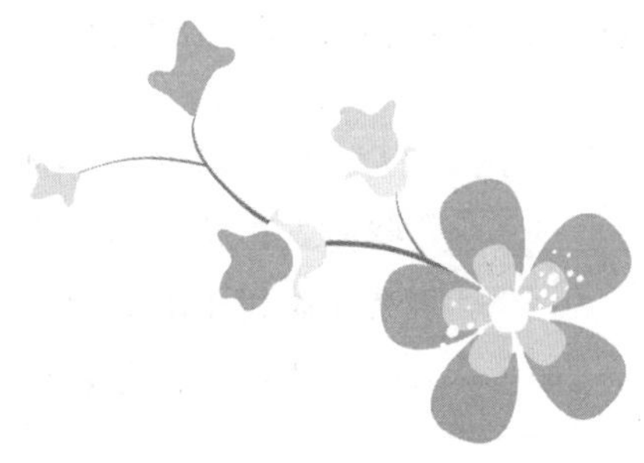

合理安排药物治疗与运动的关系

糖尿病患者若能加强运动，对病情控制很有益处，可是很多患者都跟我反映自己的运动效果并不好，原因是这些糖尿病患者并没有掌握好药物治疗与运动之间的关系。用药的糖尿病患者运动的时候一定要根据用药时间来运动，只有合理安排药物治疗与运动的关系，才能让糖尿病患者更加健康。

通常来说，服用了口服降糖药之后，餐后一个小时就可以运动了，这个时候运动可以降低血糖含量，饭后一个小时的时候，降糖药的药效也在逐渐减弱，这个时间段进行运动可以避免发生低血糖。对于每天注射胰岛素的糖尿病患者来说，如果注射过胰岛素之后就开始运动，会加快身体对胰岛素的吸收，很容易导致低血糖。

糖尿病患者不适宜参加比较剧烈的运动，运动量也不宜太大。如果长时间进行剧烈的运动，很容易让机体产生应激反应，这样一来身体内的儿茶酚胺就会对胰岛素产生抵抗，引起身体血糖增高，严重的还会引发糖尿病酮症酸中毒，不仅对糖尿病患者健康不利，还会加重糖尿病病情。

糖尿病患者在用药期间，最适合做有氧运动，比如说跑步、跳舞、爬山、游泳等运动，而老年糖尿病患者或是已经有了糖尿病并发症的患者，可以选择散步的方式来运动。另外，还要注意一点，糖尿病患者在用药期间做运动，一定要注意监测自己的血糖水平。刚开始运动的几天里，每天都要做血糖监测，观察运动对血糖的影响，这样可以方便自己调整运动计划。如果在运动期间想要改变用药量，或是换其他药物控制血糖，都应该注意血糖的监测，避免血糖控制不稳。

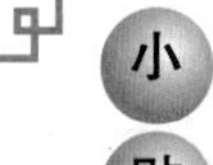

小贴士

刚刚运动的糖尿病患者也许会对运动量掌握不好，担心发生低血糖，建议在运动的时候可以在身上带些糖果或是饼干类的零食，觉得身体不舒服了就立刻停止运动，吃一些零食来补充血糖。

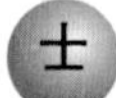

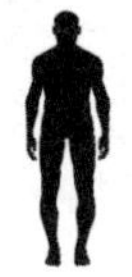

运动后应该怎么做

很多人觉得运动结束了，就可以停下运动的脚步了，其实，运动后还需要做很多后续的工作，这样才能够让运动效果发挥得更好。

做放松活动消除疲劳

通常人们在运动之后都会感觉身体特别疲劳，特别想好好休息一下，其实运动之后再做一些放松活动，不仅不会让身体疲劳，反而会让身体更加舒服。比如说在运动之后可以再继续慢走 200~300 米，或者再继续慢跑 2~3 分钟，之后再平躺休息。注意休息的时候脚的摆放位置一定要比头高一些，这样有利于让下肢血液回流到心脏。

运动之后不宜到环境比较潮湿的地方休息，地面的水汽会进入身体，容易受凉生病。运动之后也可以做做按摩，这样也有助于消除运动后产生的身体疲劳，揉捏、叩打自己的身体，可以先从身体比较大块的肌肉开始按摩，之后再按摩比较小块的肌肉，一侧按摩完毕之后再换另一侧按摩，全身揉捏之后就会觉得身体的疲劳感消除了很多。

运动后身体会出汗，洗澡不仅可以清除掉一身的臭汗味，还可以促进人体的血液循环，加速身体内的废物排出，对于运动后解除疲劳也有很大帮助，但是切记不要立即去洗澡，应等身体状态恢复正常后再去洗澡。运动后会让人产生饥饿感，因此，建议运动后适当地补充富含蛋白质与维生素的食物，这些食物同样也可以起到消除身体疲劳的作用。

锻炼结束后反方向拉伸肌肉

拉伸运动可以避免运动损伤，还可以缓解运动带来的肌肉酸痛。反方向拉伸肌肉可以提高身体的柔韧性，有利于血液循环，让肌肉吸收更多的营养。拉伸肌肉的动作有很多，下面我就来为大家介绍几种拉伸肌肉的方法。

双手的手掌相互交叉相握，慢慢地向上推，直到感觉到身体紧绷之后再挺住，保持这个姿势不动，调整自己的呼吸，坚持10秒以上。

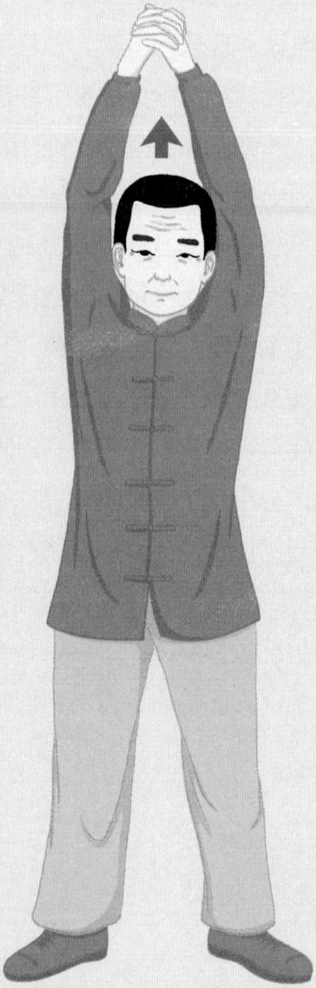

1

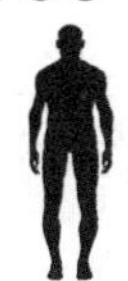

一只手抓住另一只手的手肘，向着自己头部的方向慢慢向内拉伸。在做这个动作的时候，记得要调整自己的呼吸，拉伸至极限后保持这个姿势 15~20 秒，之后再换另一边继续做同样的动作。

2

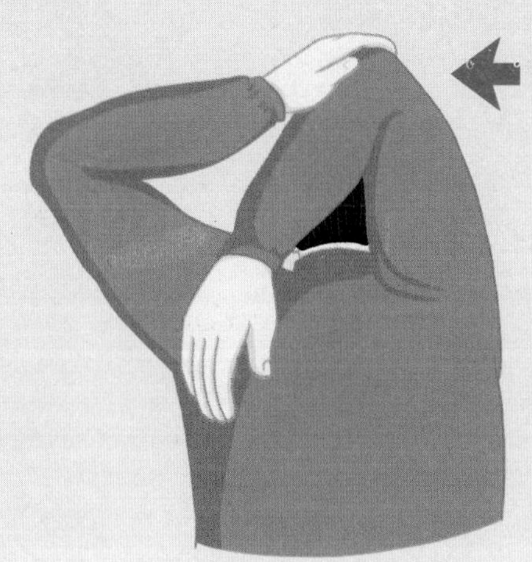

双手放在自己的身后，两手互相抓握，缓缓地向上抬，抬到自己觉得舒服的位置后停止。做这个动作的时候要配合自己的呼吸，保持这个姿势 10~15 秒。

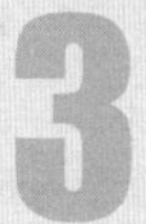

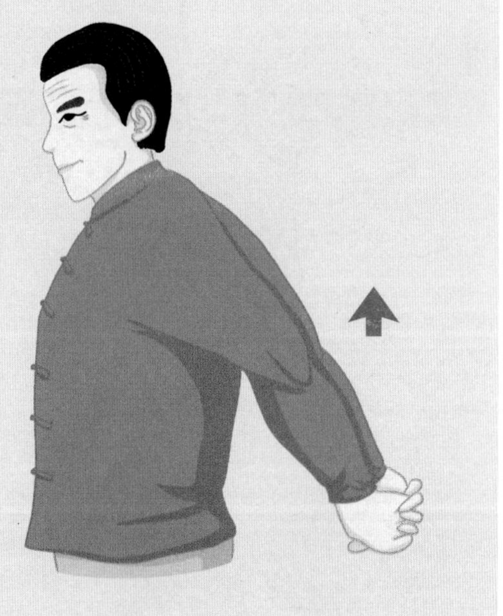

4

两脚张开与肩同宽，膝盖微微弯曲，一只手向上越过头顶慢慢伸展，另一只手放在自己的腹部前面，腰部随着手臂伸张的方向弯曲伸展，动作一定要缓慢并且注意调整呼吸，伸展到一定程度后保持姿势停留10秒，再继续换方向做同样的动作。

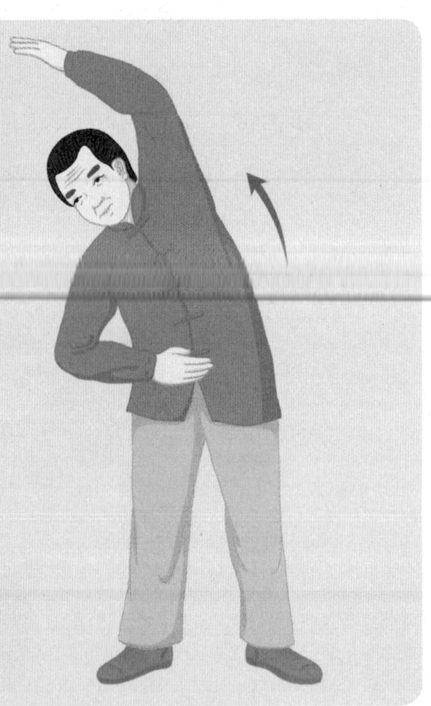

5

双手的手掌向外伸直，手臂向外打开之后再慢慢地往后拉伸，感觉到自己的胸部、肩部以及手臂的肌肉都达到一种紧绷的状态后，保持这个姿势10秒以上。

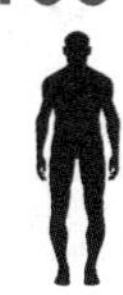

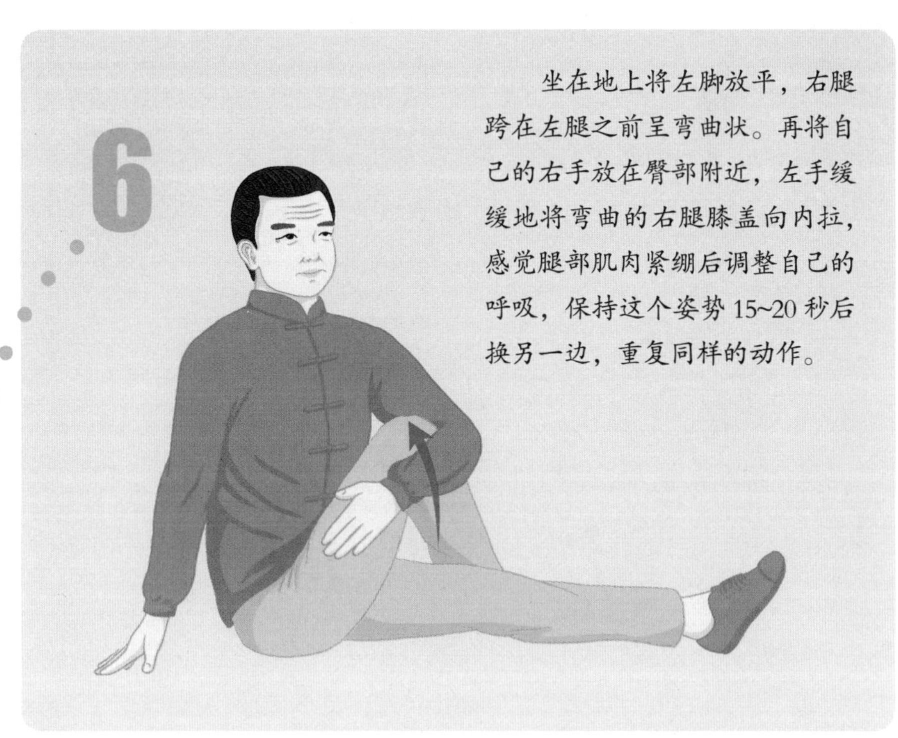

坐在地上将左脚放平，右腿跨在左腿之前呈弯曲状。再将自己的右手放在臀部附近，左手缓缓地将弯曲的右腿膝盖向内拉，感觉腿部肌肉紧绷后调整自己的呼吸，保持这个姿势15~20秒后换另一边，重复同样的动作。

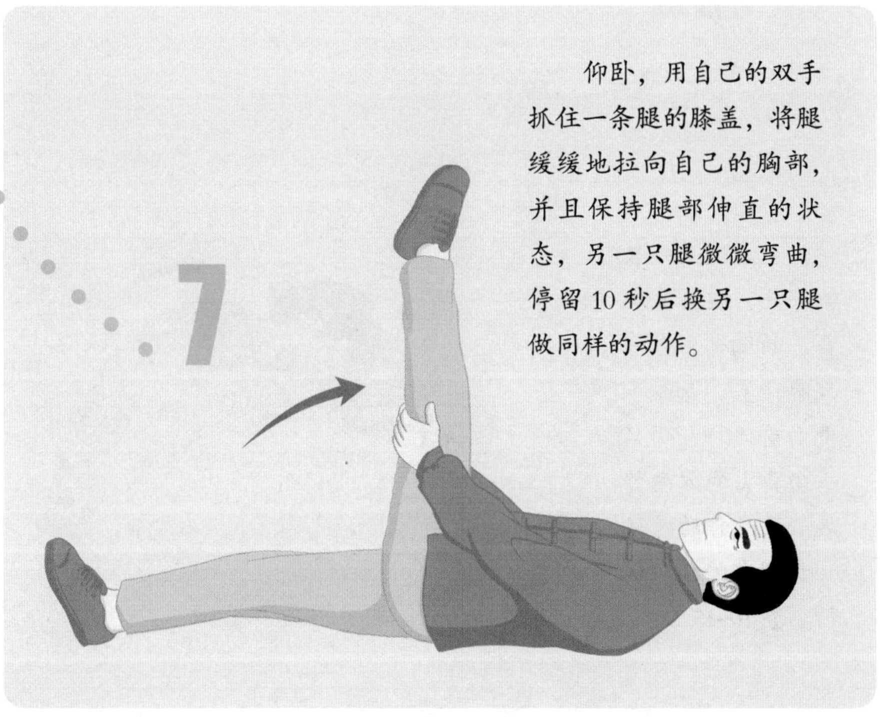

仰卧，用自己的双手抓住一条腿的膝盖，将腿缓缓地拉向自己的胸部，并且保持腿部伸直的状态，另一只腿微微弯曲，停留10秒后换另一只腿做同样的动作。

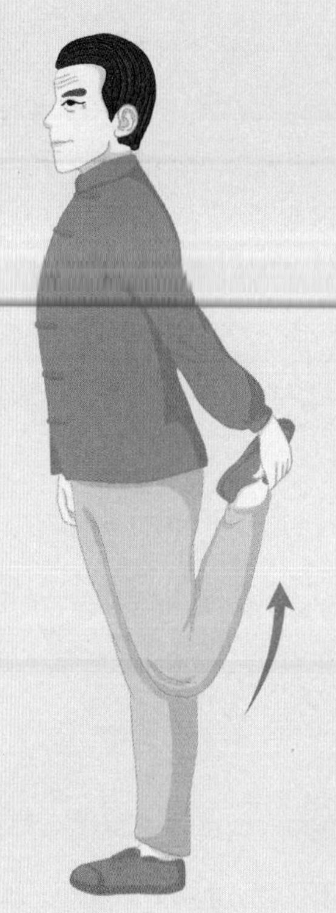

8.

单脚站立，先用左手抓住左脚的脚踝，然后慢慢地向后拉伸脚踝，尽量将脚踝拉伸至臀部，注意自己的骨盆不要倾斜，同时保持直立的站姿，保持这个动作15~20秒后再换另一边做同样的动作。

9.

坐在地上一只脚弯曲，膝盖靠在自己的胸部，另一只脚伸直，身体尽量向前倾斜，两只手向脚尖的方向伸展，做动作的时候注意调整呼吸，保持姿势10~15秒。

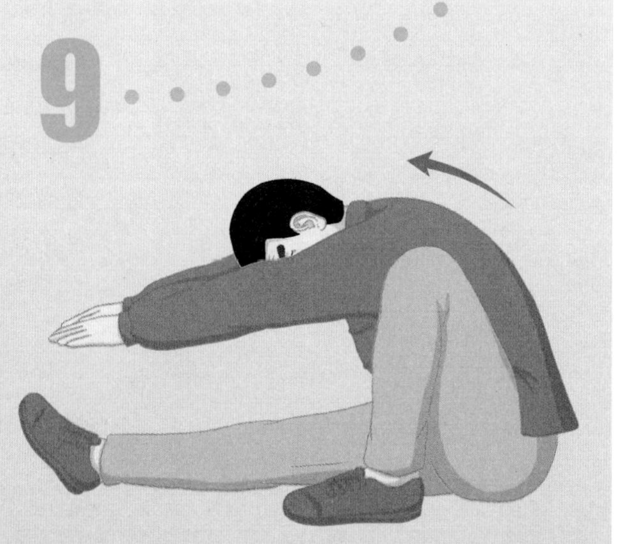

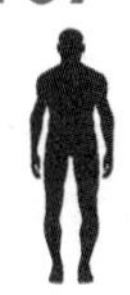

躺在地上，用双手抓住自己的膝盖下方，大腿向自己的胸部方向拉伸，背部紧贴着地面，调整自己的呼吸节奏，保持这个姿势 10~15 秒。

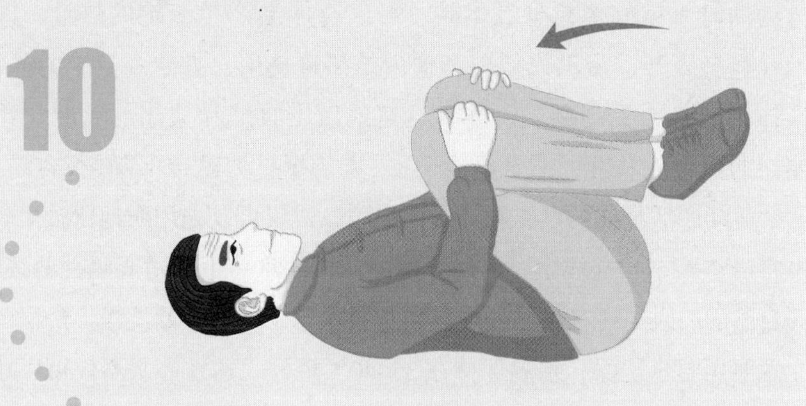

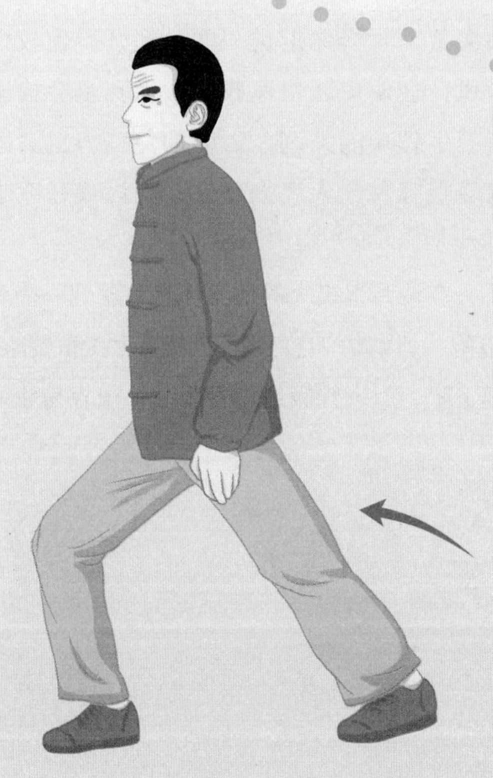

站立时一只脚向前伸出，膝盖弯曲超过自己的脚尖位置，另一只脚向后伸直，脚尖向前，脚跟向后拉伸，保持肌肉紧绷的状态，每次保持这个姿势 20 秒，换另一边做同样的动作。

注：做拉伸运动的时候要注意适可而止，切勿太过用力，以免拉伤。

运动后不要立即洗澡，也不要让体温骤降

随着运动强度的增加，身体会排出大量汗液，汗液会让人很不舒服，想要立即洗澡。其实，人在运动之后是不能立即洗澡的，因为人们在运动的时候就好像机器在运转一样，身体会产生一定的热量，人体的毛孔都会张开，帮助人们把身体内的热量排出。如果在这个时候洗澡，人体的毛孔会受到刺激，并且迅速地做出收缩和关闭的反应，这样身体内的热量就不能及时地散发出去，人的抵抗力就会下降，很容易生病。

运动之后身体的黏腻会让人不舒服，建议可以先用质地比较柔软的毛巾将身体擦干，这样也可以防止着凉。再休息一下，适当喝一些淡盐水，等自己的心跳与呼吸都已经恢复到正常状态了，再开始洗澡。洗澡的时候注意要用温水洗澡，水温保持在35~40℃最好。这样一来不仅可以让自己感觉到清爽，还对身体有很大好处。

人在运动的时候，肌体表面的血管是扩张开的，体温也会随之升高，排汗量自然也会增多。如果这个时候你走进一间冷气开得比较大的房间，又或者迎着空调吹冷风，会使皮肤快速收紧，毛孔也会快速关闭，这样就会引起体温调节等生理功能失调，人体的免疫力也会跟着下降，而且运动之后体温骤降很容易让人患上感冒、腹泻或是哮喘等疾病。

很多人觉得运动之后只要不去空调开得很大的地方休息，躲到一些有“自然风”的地方吹吹凉风总可以吧？所谓的“自然风”虽然听上去很健康，但是同样会让人的皮肤温度迅速下降，引发呼吸道血管收缩，很容易让人患上呼吸道疾病。

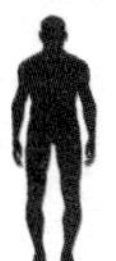

运动后不要大量喝水、贪吃冷饮

人在运动后身体由于出汗的原因，会排出大量水分，运动之后口干舌燥是普遍现象，尤其是对于有“三多一少”症状的糖尿病患者来说，口渴更是严重。很多人会在运动完一次性喝下大量的水，这样一来血液中的含盐量就会降低，如果你在运动中就已经出了很多汗了，那么就表示你身体内的盐分已经流失了很多，如果在这个时候再喝进大量的水，就会导致钠代谢平衡失调，很容易发生肌肉抽筋的现象。运动之后肠胃里的血液会比较少，此刻的肠胃功能也会相对较差，大量的水进入人体后，肠胃不能及时吸收，过多的水分就会渗入到细胞和细胞间质中。人的脑组织被颅骨包围着，一旦脑细胞肿胀，脑压就会增高，人就会感觉到头疼、嗜睡、恶心，甚至发生水中毒症状。

很多糖尿病患者喜欢在运动之后吃点儿冷饮作为“奖励”，尤其是夏天的时候，冰凉的冷饮会让人觉得身体清凉。可是，在运动之后，人体的消化系统会处在一种抑制状态，消化功能也十分低下。如果贪图一时的凉快，吃下去大量的冷饮来解渴，很容易引起肠胃痉挛、腹泻、腹痛等现象，严重时还会诱发其他肠胃疾病。

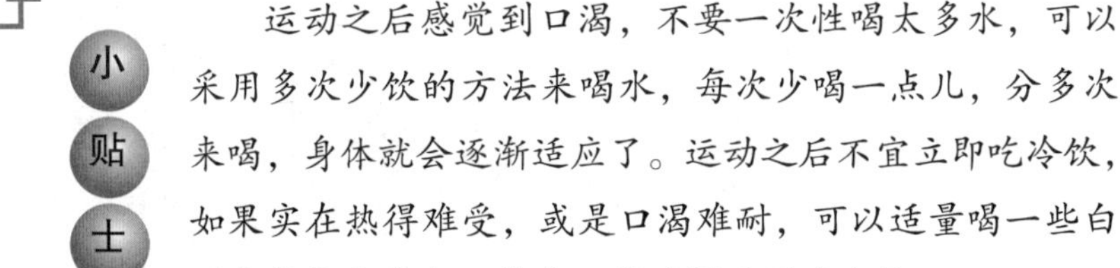

小贴士

运动之后感觉到口渴，不要一次性喝太多水，可以采用多次少饮的方法来喝水，每次少喝一点儿，分多次来喝，身体就会逐渐适应了。运动之后不宜立即吃冷饮，如果实在热得难受，或是口渴难耐，可以适量喝一些白开水或是淡盐水，休息一段时间后再吃冷饮。

休息一段时间再吃饭

人们在进行剧烈运动之后，人的运动神经中枢就会处于一种兴奋的状态，在这种情况下，人体管理脏器活动的副交感神经系统也会抑制消化系统活动。此外，运动中人体的血液会集中在四肢的肌肉和呼吸系统中，消化器官中的血液含量相对较少，因此，消化能力也会减弱。如果这个时候就开始吃饭的话，会增加消化器官的负担，还会引起消化系统功能紊乱，严重的还会引起其他严重的疾病。而且运动之后立即吃饭会觉得饭菜不香，食欲也变得不好了，吃过饭之后还会觉得胃口胀胀的，食物消化会非常慢。

如果在运动后有低血糖的症状，比如心慌出汗、头晕、四肢无力、饥饿感或全身颤抖时，应立即吃糖果或进食。如果还不能缓解，应去医院救治。这时千万不要再遵循运动后要休息一段时间再吃饭的原则，要根据身体状况决定。所以，凡进行持续时间较长、中等量以上的运动时，应在运动前或运动中适当加餐。

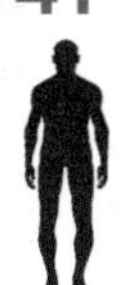

糖尿病患者运动时的注意事项

运动疗法是治疗糖尿病的重要手段之一，每天坚持做适量的有氧运动，可以帮助人体降低血糖、促进新陈代谢、减轻体重以及增强胰岛素细胞与心肺功能。糖尿病患者与普通人不同，运动也需要格外注意，不能盲目地进行运动。

根据自己的身体状况控制运动强度

运动强度是运动疗法的核心，如果运动强度太小，就达不到降低血糖的目的；如果运动强度太大，有些体质不太好的糖尿病患者就会身体吃不消，有可能导致血糖上升。运动的强度是因人而异的，每个人的身体素质不同，运动量自然也不一样。每天应该做多少运动，其实，身体比任何人都清楚。

通常糖尿病患者每天应该通过运动消耗体内 10%~20% 的热量，才能够维持自己的血糖水平平稳，才能够减少自身的胰岛素抵抗。平时没有运动习惯的糖尿病患者，可以先从每天消耗 10% 的身体热量开始锻炼。平时就有运动习惯的糖尿病患者，建议每天消耗 20% 的热量，对于肥胖型的糖尿病患者，每天需要做的运动就应该更多一些，需要消耗的热量也更多，这样才能够让体形瘦下来。

运动的强度不要一下子就增加到很大，应该循序渐进地增加，刚开始运动可以保持每天 5~10 分钟，觉得身体已经适应了这种运动量后，可以逐渐增加运动的时间，最终可以将每天运动的时间增加到 30~40 分钟，逐渐增加运动量的过程可以花费 1 个月的时间。

糖尿病患者在运动的时候，最好不要做高难度或高强度的剧烈运动，这些运动会影响血糖的控制，还会影响降糖效果，剧烈的运动会让人体的交感神经更加兴奋，让肾上腺素分泌增加，最终导致血糖不降反升。

想判断自己的运动强度是否适合自己，可以根据运动后的脉搏次数来判断，最大的运动强度公式：

男性最大强度运动时脉搏是220次/分

女性最大强度运动时脉搏是190次/分

合适的运动强度 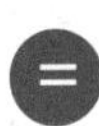 运动强度上限  （60%~80%）

举个例子来说，一名年龄50岁的男性糖尿病患者

运动强度上限为220−50=170次/分

合适的运动强度为170×（60%~80%）=102~136次/分

最终可以得出这名50岁的糖尿病患者，最适合的运动强度为运动后脉搏达到102~136次/分。

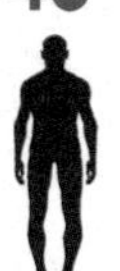

清晨心血管病多发，晨练不宜起得过早

对糖尿病患者来说，晨练要注意很多事情。如果晨练没有选好时间或地点，很有可能会给身体带来一定的危害，也容易引发心血管疾病。

首先，清晨出去锻炼的时间不宜过早。很多人觉得晨练就是要早，殊不知凌晨 4 点是人的血液黏滞性最高的时候，这个时候人体内的血液流动性极差，很容易形成血栓，血栓在血液中阻碍血液循环，很容易诱发心血管疾病。建议各位糖尿病患者晨练的时候不要起得太早，尤其是糖尿病并发心血管疾病的患者，更是要避免过早晨练，清晨也不要做太过激烈的运动。

其次，晨练的时候尽量不要选择树木茂密的地方。树木茂密的地方给人的感觉是空气新鲜，可是早晨却不一样。树木在夜晚的时候会吸进氧气呼出二氧化碳，所以清晨的树林中，二氧化碳的含量高，氧气含量低。如果人们在这样的环境中锻炼身体，很有可能出现头晕的症状。喜欢在树林中晨练的糖尿病患者，可以选择在日出之后再去树林中活动，这样树木进行光合作用之后，就会释放大量的新鲜氧气，此时在树林中锻炼对身体健康有很大好处。

第三，刚刚起床不宜做太剧烈的运动。人在刚起床后不久，身体的各个组织器官还都处在一种抑制状态，如果这个时候开始活动，肌肉中的血流量就会突然增大，心脏的收缩强度会加大，收缩频率也会跟着加快，心肌会因为供氧不足而导致胸闷或是身体疲惫。尤其是糖尿病患者，如果清晨就出来锻炼，很容易造成低糖现象。

第四，晨练的时候注意力要集中。很多人在晨练的时候喜欢听歌或是听广播，觉得这样会让身体更加放松。其实，这种方法不仅不会让身体放松，反而会影响人的中枢神经系统，让人进入一种兴奋的状态，这样一来很容易打破原有的机体系统的调节规律，导致晨练效果不理想。

随身携带糖类食品，预防低血糖

每年医院都会接待一些因为运动导致低血糖的糖尿病患者，前不久我又接待了一位早晨晨练的时候发生低血糖晕倒入院的糖尿病患者。这位糖尿病患者得了糖尿病还不到1年的时间，对于糖尿病的知识还不太了解，听人说运动对控制血糖有作用，所以他就每天坚持晨练，结果一不小心血糖就低了，也就住进了医院。

人们在运动或是进行体力劳动的时候，身体内的葡萄糖会被利用起来，这样就可以降低胰岛抵抗，血糖自然也会下降。可是很多刚刚得了糖尿病的患者，对于糖尿病的知识不够了解，不清楚运动究竟对血糖影响有多大，所以很容易出现运动中低血糖的现象。建议运动的时候最好随身携带糖类食品，当感觉到身体出现多汗、头晕以及饥饿感的时候，就吃一些糖类食品，这样就可以有效避免低血糖了。

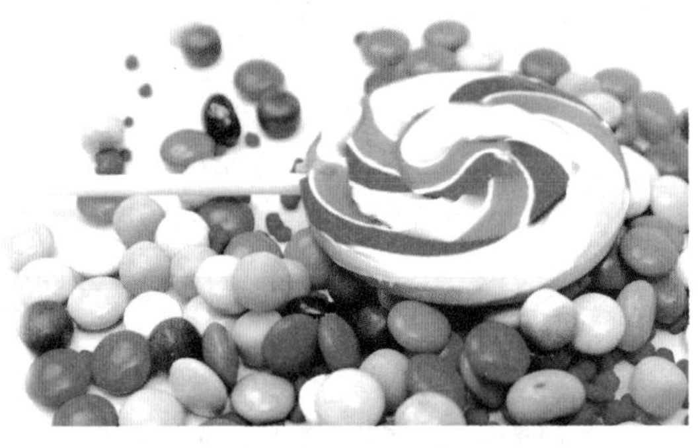

我还要特别提醒糖尿病患者，长期坚持运动的患者，在运动期间如果更换口服降糖药或是调整了胰岛素的剂量，一定不要忘记在运动之后监测血糖，了解血糖的变化。如果是喜欢早晨运动的糖尿病患者，建议在出门运动之前先吃一些食物垫垫底，这样就可以避免血糖过低。

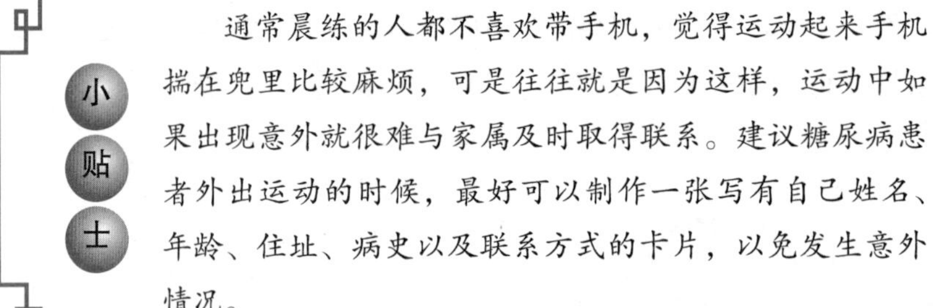

小贴士

通常晨练的人都不喜欢带手机，觉得运动起来手机揣在兜里比较麻烦，可是往往就是因为这样，运动中如果出现意外就很难与家属及时取得联系。建议糖尿病患者外出运动的时候，最好可以制作一张写有自己姓名、年龄、住址、病史以及联系方式的卡片，以免发生意外情况。

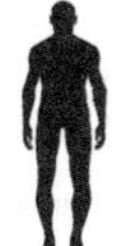

仔细检查双脚，避免引发糖尿病足

糖尿病患者并发糖尿病足后很容易发生低位截肢，而被截肢的糖尿病患者中，70% 的人原本是可以避免这种悲剧的。糖尿病足是可以预防的，平时多检查自己的双脚，好好地保养，一些悲剧就可以避免。

糖尿病患者之所以容易并发糖尿病足，原因是糖尿病患者的脚血流量比正常人少，因此，足部常常处于一种缺血、缺营养的状态，长期维持这种状况，足部就会水肿疼痛，这种情况一旦发生就很难恢复了。糖尿病如果引起了患者神经损伤，足部就会处在一种麻木的状态，对外界的影响就会变得不敏感。当脚上起了水疱或是溃疡的时候，甚至自己都感觉不到疼痛，时间久了得不到治疗，脚部就容易发生感染。因此，建议糖尿病患者细心养护双脚。

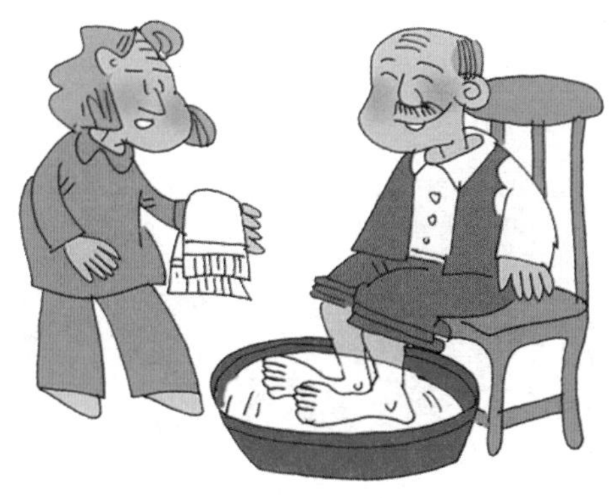

方法一：每天坚持用温水洗脚

每天用温水洗脚，注意是温水而不是热水。很多糖尿病患者的足部神经处于麻木状态，因此，水热也会感觉不到，建议在洗脚之前先用手去试一下水温。切记每次泡脚的时间不宜过长，如果是足部出现溃疡现象，泡脚时间过长不利于伤口恢复，洗完脚之后记得用柔软的毛巾擦干，脚趾之间的部位在擦拭的时候要格外小心，避免太过用力。

方法二：每天仔细检查双脚

由于糖尿病导致足部神经病变，往往会让人的疼痛感减弱，有时脚溃疡的情况已经发展到很严重的地步了，糖尿病患者才发现，这时想要治疗就变得棘手了。因此，建议每天睡觉之前检查双脚，尤其是脚趾之间，如果发现脚趾之间有水疱，一定要注意保持卫生，避免足部感染。

方法三：为脚选择一双合适的鞋子

糖尿病患者的鞋子是值得投资的，因为一双舒适的鞋子，可以更好地保护糖尿病患者的足部。如果鞋子不舒服，对足部有轻微的摩擦，一旦磨出了水疱就很容易导致感染，如果感染严重就会出现溃疡现象。因此，在选择鞋子的时候一定要格外注意，如果穿鞋子的时候发现自己的脚很快被磨红了，就应该换一双鞋子穿了，或是穿一双厚袜子，避免将足部磨破。另外，在穿鞋子之前也要注意检查鞋里面是否有砂粒或是异物，如果有，一定要及时清理掉，这样可以避免让足部受伤。

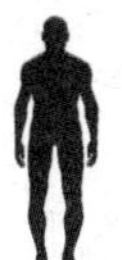

感到胸闷时降低运动强度或停止运动

运动对身体健康有益，但是运动时需要控制好运动量，如果是糖尿病患者并发高血压症，加上平时血糖和血压控制得都不太好，不建议参加运动。运动的时候会导致血压升高、心率过快、心肌缺氧甚至会引发心血管疾病。

运动猝死的发病高峰期是每年的秋冬季节，这两个季节室外温度比较低，人们在运动的时候血管收缩会更加强烈，很容易导致血压突然升高，给人的心脑血管带来更大负担。如果是高血压的糖尿病患者，建议秋冬两季运动的时候一定要注意，当感觉胸闷的时候，就应该调整自己的运动强度，或是立刻停止运动。

有心血管疾病的糖尿病患者，如果平时想要运动，一定要在运动之前给自己的身体做一个全方位的体检，并且让医生对自己的身体情况做一个评估，在医生的建议下选择一些适合自己的运动。最好选择一些比较温和不剧烈的有氧运动，这样就可以避免给心血管带来更大的压力。运动强度可以根据自己的心率来衡量，前面我已经介绍过了，大家可以根据公式来计算自己的心率。如果心功能不是很好的糖尿病患者，运动的时候一定要注意不要时间太长了，每次运动时间保持在半个小时以内就可以，如果运动时觉得气短、乏力、胸闷或是身体有不适应症状，需要停止运动，并且坐下来休息。如果稍作休息之后仍然感觉身体不适，就要及时与家人联系或是去医院进行治疗。

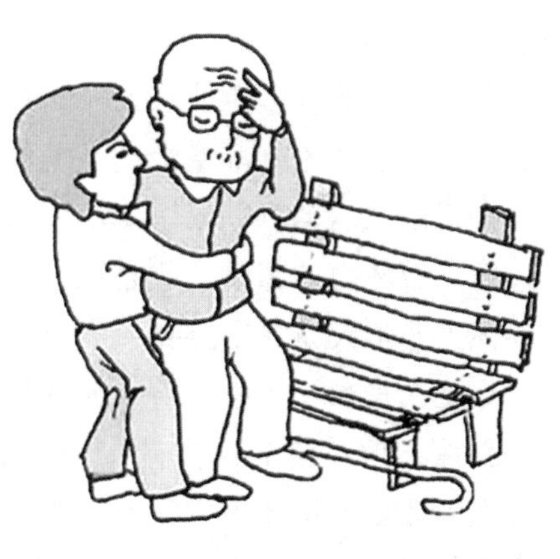

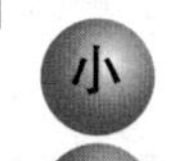
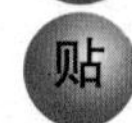
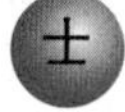

小贴士

如果平时运动的场所离自己居住的地方较远，建议出门的时候最好带上手机与零钱，如果运动时觉得身体不适可以打电话与家人取得联系，也可以用零钱打车回家，这样就可以有效减少运动猝死的现象发生了。

选择适合自己的运动方式

选择适合自己的运动方式也非常重要，国际上一直推崇的运动方式就是做有氧运动。有氧运动就是指增强人体吸入输出氧气的耐久运动，这类运动的强度比较低，运动时有一定的节奏，能够持续更长时间，适合绝大多数的糖尿病患者，下面我就来给大家介绍一些平时比较常见的有氧运动。

游泳

游泳的时候，人体的各个器官与系统都会得到改善，人们在水中游动的同时，身体上的皮肤也在接受水流的按摩，血管也是如此。水流对皮肤内的毛细血管的血液循环与表皮细胞代谢有一定的帮助，长期坚持游泳可以使皮肤表面变得光滑有弹性。人们在水中运动的时候，水的阻力是空气的 800 多倍，因此，游泳的时候自己的呼吸机能也能够得到改善，肺活量也会不断增大。游泳池中的水温要比人体的体温低，因此，人们在游泳的时候身体散发的热量比较快，这样就可以促进人体消耗多余脂肪，游泳的减肥效果也非常不错。

前面说了那么多游泳对人体的好处，接下来也得说说游泳的注意事项。游泳之前一定要做好准备活动，糖尿病患者一定要在体检合格的情况下才能够进行游泳运动，如果医生不建议游泳，千万不要去游。如果在游泳之前进行了重体力的劳动，或是比较剧烈的运动，不要马上游泳，因为游泳消耗体力非常大，如果游到一半没力气了，很容易发生危险。

很多人喜欢在水中待着，尤其是夏天，觉得身体在水中浸泡着凉快而且很舒服，但是游泳池中的水通常要比自己的体温低，如果人们在游泳时已经消耗了大量体力，就不要在水中停留太久的时间，如果停留时间长会出现憋气、心慌、腹痛以及抽筋等症状。建议在水中游泳 15 分钟之后，就应该上岸休息了，每次游泳的时间不宜超过 2 个小时。如果觉得身体疲惫，就要及时出水，千万不要硬着头皮挺着。

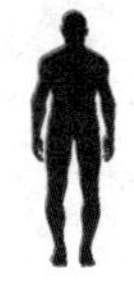

散步

散步是全身运动的一种，每天坚持散步可以起到调节人体器官与人体系统的作用。散步可以消除人的疲劳，会让人感觉放松镇静，也会让人觉得头脑清晰。散步的同时也可以锻炼人的腹部肌肉收缩，让人的呼吸加深，增强人的肠胃蠕动能力，起到帮助人体消化的作用。人在散步的时候，肺部的通气量要比平时多 1 倍，这样也能改善人的呼吸系统功能。

散步的速度为 90~120 步 / 分，每次散步的时间可以保持在 30~60 分钟，散步的时候尽量保持轻松的状态，步伐要轻盈均匀，散步的运动方式比较适合老年糖尿病患者。如果觉得散步太悠闲，缓解病情的效果不太理想，也可以选择健步走或是远足。

健步走对步伐的频率、步行的速度以及锻炼的距离都有一定的要求。步伐要比我们平时走路的时候略大一些，上身要保持直立，两臂前后摆动要自然有规律。走路的时候要注意调整自己的呼吸，让呼吸尽量深缓。刚开始练习健步走的时候，可以先放慢脚步，步伐的速度可以逐渐加快，步行的距离也适当增加。建议每天健步走的距离可以设定在 5000~6000 米，心率保持在 140 次 / 分以下。

健步走之前一定要做好准备活动，活动身体的各个部位，要重点活动腰部与下肢关节。在步行结束之前要逐渐减缓速度，不要立刻就坐下来，应该适当地调整呼吸，让身体充分放松，最好再做几节伸展操，这样可以有效帮助自己的脉搏恢复正常。健步走最好的运动时间为每天的早晨与晚上，晚上最好选择在睡觉前的 1 小时完成，这样可以帮助人们调整睡眠，对于有失眠问题的患者来说，这个时间运动可以使你远离失眠的痛苦。

远足也是一种不错的锻炼方式，所谓远足自然是远距离步行了。刚开始运动距离不要太长，等身体逐渐适应了运动节奏，就可以适当地增加活动距离，远足的时候要注意休息。身上必须携带一些零食或是糖果，避免运动时间过久而出现低血糖的现象。

慢跑

慢跑是一项全身运动，也被称作“心脏健康之路”。人们在慢跑的时候，身体对氧气的需求量就会增加，因此，人们的呼吸也会加深，这样一来人的呼吸系统就会得到一定程度的锻炼。跑步的时候，人们的肌肉会处在一种紧张的活动状态，肌肉中的血液循环也会得到加快，人体中流向冠状动脉的血流量也会成倍地增加，因此，人们的心肌也会获得更多的氧气和养料。人们在长时间的跑步过程中，心肌会逐渐变得发达，人体的力量也会随之增加，随着运动时间的增长，人们在平时休息的时候，心跳的速度也会减慢，心力储备明显增高。

慢跑的运动强度很低，速度也比较慢，但是距离相对较长一些，慢跑是跑步运动中效果最好的一种。比起那些激烈的跑步活动，慢跑更加柔和。很多人喜欢快速奔跑，但是糖尿病患者不适合这种运动，快速奔跑会让糖尿病患者的血压升高，严重的还会导致晕倒等状况发生。建议糖尿病患者选择慢跑，长时间坚持慢跑运动可以减去身体内多余的脂肪，减肥效果非常显著。

人在慢跑的过程中，身体内的脂肪组织会成为人们运动的能量，人体内的脂肪被消耗之后，血脂也会降低。糖尿病患者每天坚持慢跑 1 个小时，可以消耗身体 1.3~2.5 千焦热量，相当于 30~40 克脂肪。此外，在慢跑的时候要注意自己的穿着，不要穿厚实的衣服，最好穿轻薄的衣服，怕冷可以多穿几层。因为慢跑的过程中人的身体会发热，如果穿的衣服太厚脱下之后身体会觉得冷，如果是轻薄的衣服，减去几层则不会让身体发冷。

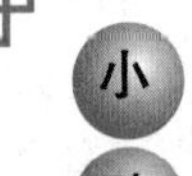
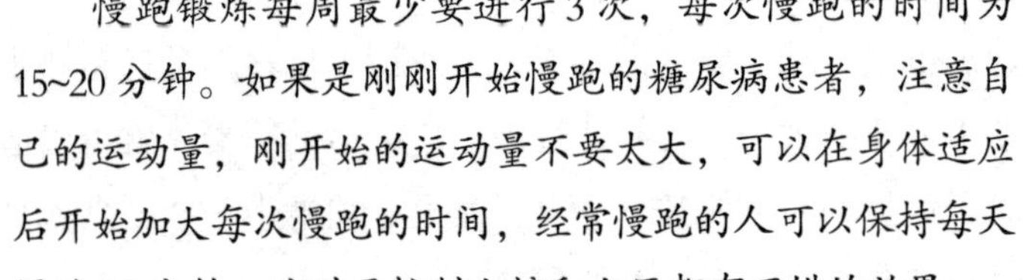
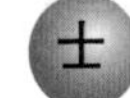

小贴士

慢跑锻炼每周最少要进行 3 次，每次慢跑的时间为 15~20 分钟。如果是刚刚开始慢跑的糖尿病患者，注意自己的运动量，刚开始的运动量不要太大，可以在身体适应后开始加大每次慢跑的时间，经常慢跑的人可以保持每天慢跑 30 分钟，这对于控制血糖和血压都有不错的效果。

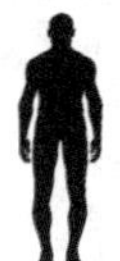

跳舞

给各位女性糖尿病患者推荐一种优美的有氧运动——跳舞。相信很多人看到“跳舞”两个字的时候都不禁皱起眉头，觉得跳舞不算是运动，这样想就错了。跳舞其实属于有氧运动的一种，跳舞还可以达到减肥的效果。跳舞之前一定要做好热身运动，首先是活动身体的各个关节以及韧带，再拉伸四肢以及腰背肌肉。热身运动先从强度比较低的运动开始，待身体适应之后再逐渐加大运动强度。在做完热身运动之后，人体的血液循环就会加快，人体的体温也会随之升高，这个时候适宜喝 1 杯温热的白开水，水分可以促进新陈代谢，提升你的运动效果。

跳舞后千万不要忘记给身体做做按摩，这样可以让紧张的肌肉得到很好的放松，也可以让自己的身材更加匀称。跳舞可以加快身体内的血液循环，因此，跳舞后千万不要立刻停止运动，不然血液很容易囤积在下肢，这样就会给心脏带来多余的负担，严重时还会影响大脑供血，甚至出现头晕等现象。每次跳舞后，最好可以有 5~10 分钟的时间放松，逐渐减少运动强度，最终让自己的身体恢复到平静状态。

小

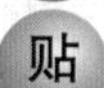

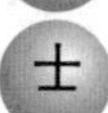

刚开始跳舞的时候也许会出现肌肉酸疼的现象，这是运动量过大造成的，可以先减少一些运动量，这样肌肉酸疼的现象就会得到缓解。建议跳舞之后吃一些海鲜类的食物，这些食物含有大量的氨基酸，可以缓解身体的酸痛和僵硬。

应在空气流通的环境中跳舞，因为跳舞的时候人体需要呼吸大量的氧气，这样才能够燃烧身体内多余的脂肪，空气质量的好坏会影响到运动质量。如果是在房间内跳舞，建议可以打开门窗，让室外的新鲜空气进入室内，让人体时刻保持一种神清气爽的感觉。

太极拳、五禽戏等

太极拳是我国传统的健身拳术，而五禽戏则是著名的神医华佗创造出来的健身游戏。两种健身方式都可以让糖尿病患者达到运动健身的目的，下面我就来分别讲讲这两种健身方式。

太极拳

太极拳的动作十分轻柔舒展，讲究形气相随、动中有静、圆活连贯，打太极拳可以活动人的筋骨，同时还可以让人的气血流通顺畅，调理人的脏腑。

首先，练太极拳的时候要集中注意力，排除一切杂念，让自己的神气内敛，这样才能够保持身心愉快，人体的血液流通自然也就顺畅了。

其次，要注意自己的呼吸，中医认为肺主呼吸，肾主纳气，因此，打太极拳的时候也要配合自己的呼吸。这样一来不仅可以改善肺通气功能，还能够益肾护元气，让自己的脏器得到锻炼。

最后，要记住打太极拳的要领，“以腰为轴，一动无有不动”，意思就是打太极拳的时候要通过旋转腰脊的方式运动全身，运动中血液循环会加快，肌肉、筋骨、关节、内脏都会得到锻炼。

建议：打太极拳一定要有持之以恒的精神，如果是初学者应该在专业老师的指导下进行学习，要保持正确的动作。

五禽戏

五禽戏中的“五禽”是指鸟、虎、猿、鹿、熊五种动物，五禽戏其实就是模仿这五种动物的动作，根据这些动物的动作编成的一套健身方法。五禽戏的创始人是华佗，但是随着时间的推移，五禽戏已经有很多流派了。

练习五禽戏的时候要注意调整自己的呼吸与动作的协调性，这样才能达到调气血、养精神、益脏腑、活筋骨、通经络、利关节的功能。

除了以上两种运动之外，八段锦和气功等有氧运动也比较适合上了年纪的糖尿病患者练习，长期练习不仅血糖和血压水平控制平稳，就连大脑也能够得到锻炼，还可以消除身体疲劳。

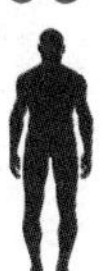

降糖运动操

有时候外出运动可能会因为天气原因而耽搁，待在家里不能出去运动的时候，不妨尝试做一下降糖运动操，同样可以起到控制血糖的作用。

端坐椅子上，目光正视前方，双臂自然下垂，双腿分开（双脚距离等同于肩膀的宽度），膝关节自然弯曲呈90°，放松心态，调匀呼吸。

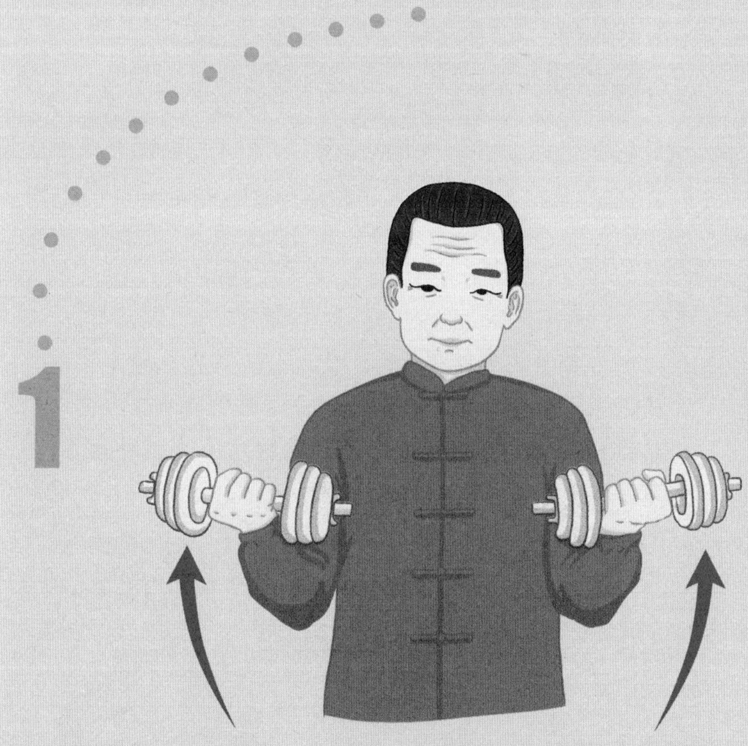

1

2

肩臂推举。这个姿势无论是站立还是坐着都可以做，双手各拿 1 个哑铃，将哑铃举起与自己的耳朵平齐，手肘弯曲至 90° 角，然后缓慢地向上推举哑铃，直到自己的双臂完全展开为止。保持这个姿势一会儿，再缓缓地恢复到起始动作，重复多次练习。

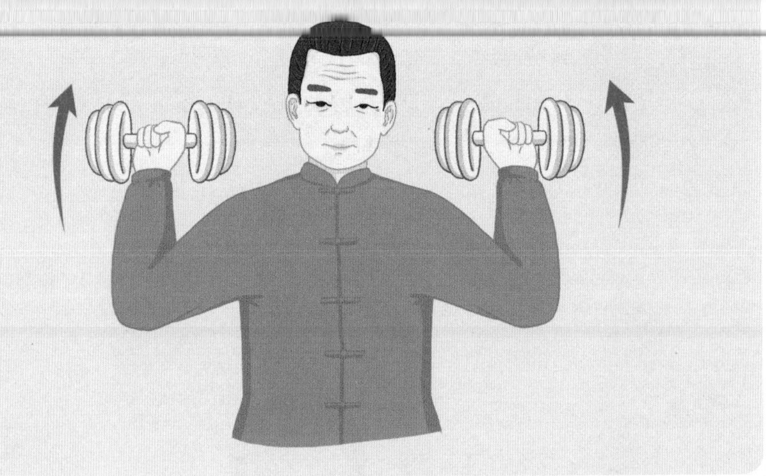

3

胸部推举。平躺在床上，膝盖自然弯曲，脚掌平贴在地面上，双手各拿 1 个哑铃，哑铃与胸部平齐。向上推举哑铃，直到手肘伸直为止，保持这个姿势一会儿，再缓缓地恢复到原来的姿势。

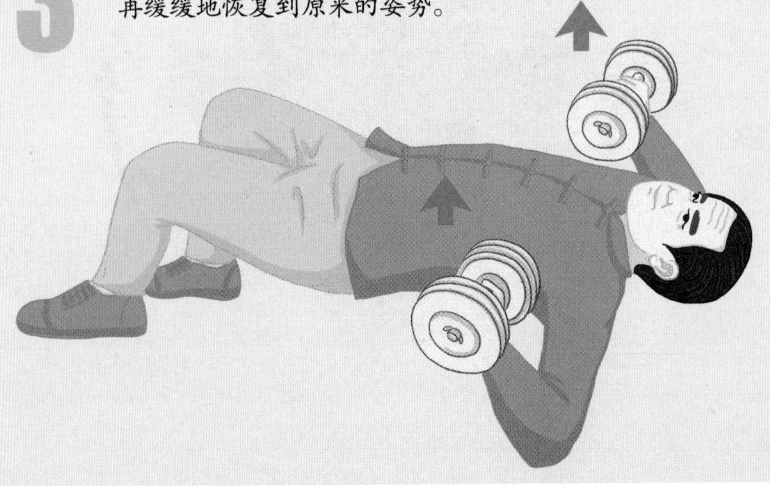

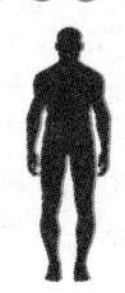

4

仰卧起坐。身体平躺，双膝弯曲，双手放在脑后，肩胛骨收缩聚拢，手肘向后弯曲，运动的时候注意收腹，提升上背部，让背部离开地面，再慢慢地恢复平躺姿势。

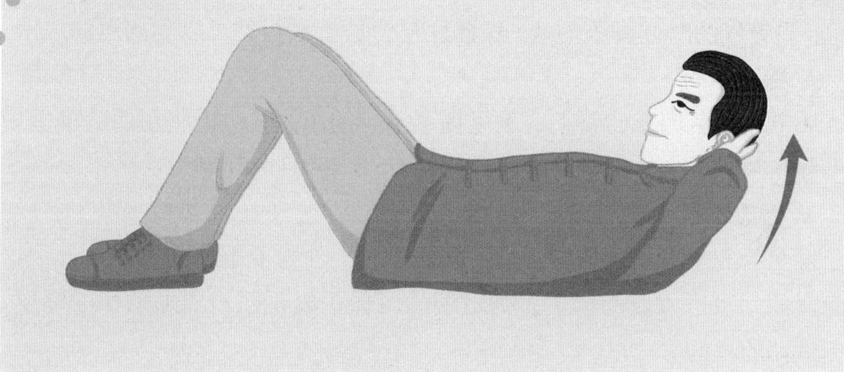

弓步向前。身体保持站立姿势，两脚自然分开与肩同宽，右脚向后迈一步，微微弯曲自己的双膝，膝盖不要碰触到地面，左脚同时用力，保持这种姿势 30 秒，换脚重复动作。

5

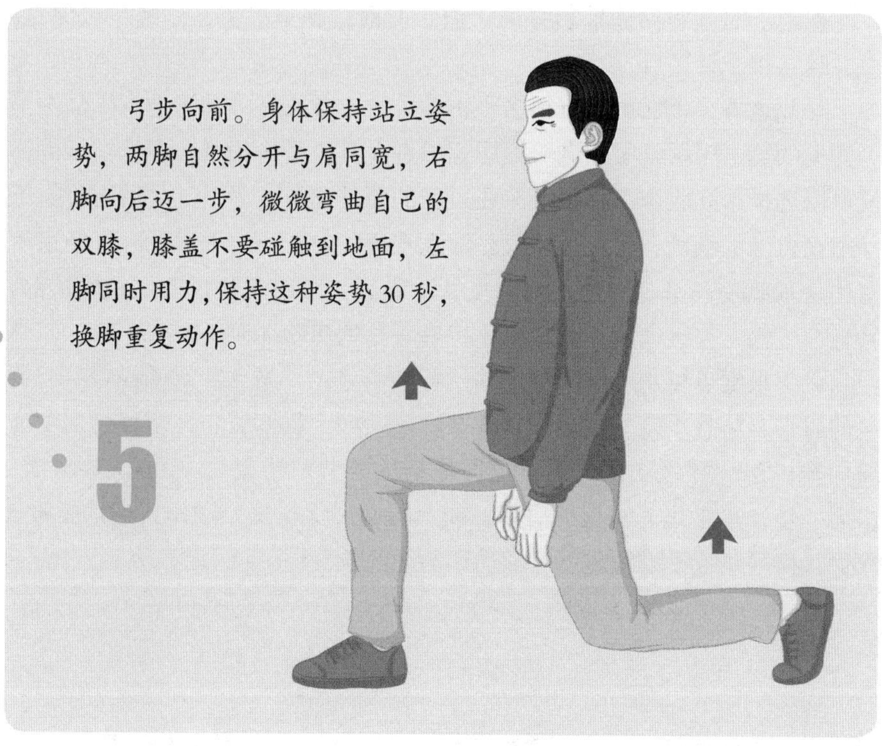

做家务也是做运动

做家务也是一种运动，如果在做家务的时候加入一些动作，运动的效果就会更好，对于糖尿病患者控制血糖也有很大帮助。下面我就给大家讲讲做家务的时候加入哪些动作，可以起到运动效果。

★ 洗碗，切菜时

洗碗或是切菜的时候，可以做做深呼吸，呼气的时候抬起一只脚的后脚跟，当吸气的时候脚跟落地，这样反复交替着进行就可以起到运动效果。

★ 提东西时

从市场买菜回家的路上，手里提了不少的东西，可以将东西的重量尽量平分在两只手上，走路的时候脊背要挺直，并且踮起脚尖走路。

★ 擦玻璃时

将双手的手掌压住抹布，上下开始运动，注意双腿要随着手掌上下运动而弯曲，也可以踮起脚尖，擦玻璃的时候可以刻意地增加动作的幅度，达到运动的目的。

★ 擦地时

擦地的时候将两腿前后分开，位于前面的腿呈弓步，后腿尽量伸直，左右腿互相交替进行。

除此之外，生活中还有很多小物件也可以拿来做降糖运动。生活中最为常见的莫过于报纸了，老年糖尿病患者尤其喜爱看报纸。在看报纸的时候可以选择站立收腹，将报纸放在自己的腿部前方，吸气。之后再将报纸平举在自己的胸前，轻轻地吐气，注意吐气的时候不要耸肩。吐气结束后双手将报纸高高举过头顶，同时吸气。最后，双手拿紧报纸放到后颈部，轻轻地吐气，并且连续呼吸 5 次后，再恢复到初始动作。

除了报纸可以用来做降糖运动，背包也可以。站立，双手提起单肩背包的肩带，注意手臂一定要伸直。双臂缓缓向上提起背包，双臂的高度与肩同宽，连续呼吸 5 次之后，返回最初的姿势，重复这个动作 5~10 次。最后一步，单手提起背包的肩带，向上提起，保持这个动作，连续呼吸 5 次后，换另一只手继续重复这个动作 5~10 次。

第四章

经络穴位，掌握在自己手里的降糖法宝

经络穴位是藏在身体内的大药，通过按摩穴位可以治疗我们身体内的疾病，糖尿病当然也可以通过经络穴位来治疗。如果我们学会了按摩经络穴位，就等于降糖法宝掌握在我们自己手上了。这一章中我就来教大家认识一些对缓解糖尿病症状有好处的穴位，帮助大家更好地控制血糖，抑制糖尿病发展。

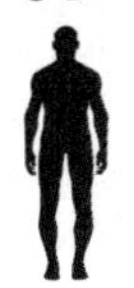

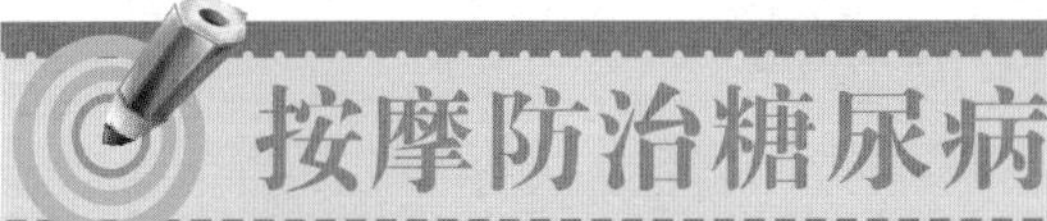

按摩防治糖尿病

人们在患上糖尿病之后的第一反应就是要吃药治疗，这是最正常的反应，但是按摩也可以辅助治疗糖尿病，如果坚持长期按摩还可以收获意想不到的效果。尤其是对于那些已经有糖尿病征兆的患者来说，按摩防治糖尿病的效果非常理想。对于那些刚刚得病服药还没有超过 3 个月的患者，按摩可以起到辅助治疗的作用，一些糖尿病并发症也会得到抑制，比如说糖尿病患者经常会感觉到下肢麻木，通过按摩治疗会有很大改善。虽然说按摩对于糖尿病的好处多多，但是大家还要记住，按摩只是辅助治疗，并不能代替药物，所以得了糖尿病之后还是要以药物治疗为主。

穴位按摩的好处

1. 通过按摩指定的穴位，可以促进人体胰岛素分泌，若糖尿病患者胰岛素分泌增加，降糖也就变得容易了。

2. 糖尿病患者的糖利用率极低，通过按摩可以加速身体对糖分的利用，有利于控制血糖水平。

3. 糖尿病患者的糖代谢功能极低，通过按摩可以调整人的中枢神经，可以让糖尿病患者管理代谢的中枢神经恢复正常。

4. 按摩穴位可以改善人体的微循环，预防并发症的发生，可以延长并发症的发生时间。

对于糖尿病患者的穴位按摩，可以依靠家人帮助完成，也可以自己完成，在按摩之前要先做一些准备活动。

如果是自己按摩，首先要能够找准按摩的穴位，锻炼一下自己的手指，让自己的手指变得更加有力，这样按摩穴位的时候效果会更好。糖尿病的自我按摩其实与其他按摩是一样的，需要有一个比较温暖的环境，建议房间的温度最好保持在 25℃左右。为了能够让按摩起到更好的效果，自我按摩的时候也可以采用一些辅助工具，例如，按摩锤、按摩棒、牙签等，一些自己完成比较困难的穴位，也可以让家人帮助完成按摩。按摩穴位防治糖尿病不是一朝一夕就可以看见效果的，需要患者长期坚持。

防治糖尿病的自我保健按摩

前面介绍了不少自我按摩穴位的好处，下面就教大家几招对于防治糖尿病比较有效的自我按摩方法。

★ 推擦任脉

按摩方法：手掌紧贴着自己的腹部，从胸骨的下方一直推擦到中极穴（中极穴位于肚脐下方的一横掌处），注意推擦的时候要用力，推擦的时间要保持在 2 分钟左右。

★ 横推腹腰部

按摩方法：手掌的掌根沿着身体一侧的腰部用力推擦，一直推擦至另一侧腰部，再改用五指的指腹勾擦回最初推擦的位置，反复推擦 3 分钟左右。

★ 抱颤腹部

按摩方法：将双手自然交叉在一起，两只手掌的掌根按在身体两侧的大横穴上（大横穴位于肚脐两侧的一个横掌处），双手的小拇指要按在关元穴上（关元穴位于肚脐下方的四指处），双手的手指用力抵在中脘穴上（中脘穴位于肚脐上方一横掌处），先找好这些穴位的正确位置后，轻轻地按压腹部 5 分钟左右。

★ 按摩上肢

按摩方法：先用左手捏拿住自己的右上肢，从远至近地捏拿右上肢 10 遍。用拇指按住曲池穴、合谷穴、外关穴后，用拇指按揉这 3 个穴位，按摩 1 分钟。当有酸胀感的时候停止，换右手按摩左上肢。按摩后双手互相摩擦，手掌发热后用手掌蒙住面部，可做 50 次，之后再闭目养神 10 分钟左右。

★ 擦揉脚踝内侧

按摩方法：用大拇指在脚的内踝与跟腱的位置进行擦揉，每一侧可以按摩 4 分钟左右。

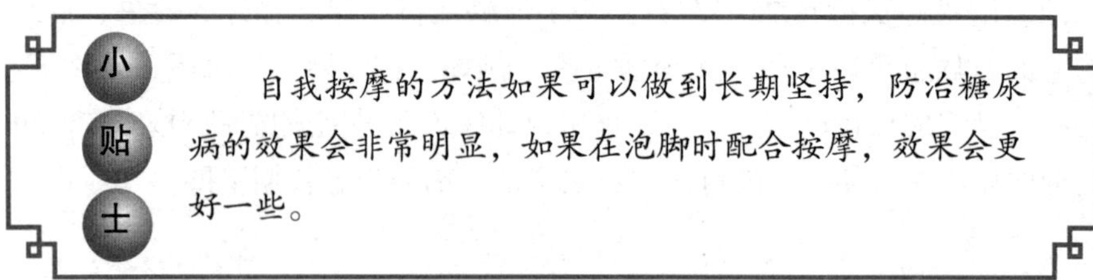

自我按摩的方法如果可以做到长期坚持，防治糖尿病的效果会非常明显，如果在泡脚时配合按摩，效果会更好一些。

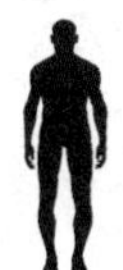

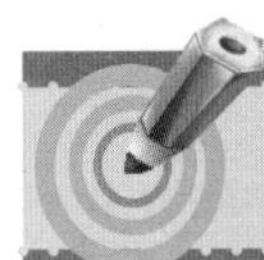

防治糖尿病的特效穴位

人体中的穴位就像药物一样，每一个穴位都有神奇的功效，只要掌握了防治糖尿病的特效穴位，我们就掌握了健康的钥匙。

关元穴，降血糖的急先锋

定位：位于下腹部，前正中线上，在脐中下 3 寸处。

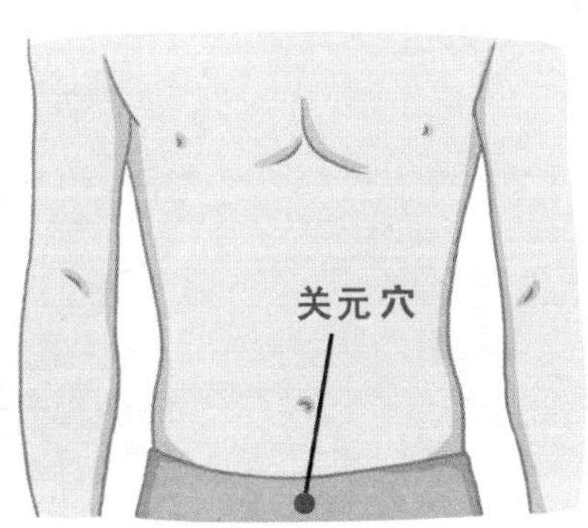

按摩方法：站立，双手叠压，放在关元穴上，先顺时针按揉 20~40 次，再逆时针按揉 20~40 次。每天饭后半个小时或是临睡前半个小时开始按摩最好。

作用：适用于尿频、便秘的糖尿病患者，也适用于血压高的糖尿病患者。

★ 指压涌泉穴，拯救你的血糖

定位：位于足底部，卷足时足前部凹陷处，约在足底第二、第三趾趾缝纹头端与足跟连线的前 1/3 与后 2/3 交点上。

按摩方法：每晚临睡前 1 个小时，两只手互相交叉着搓双脚的涌泉穴，每天坚持搓 10 分钟，不仅可以帮助糖尿病患者控制血糖，还可以帮助人们解除睡眠不好的症状。按摩涌泉穴的时候，如果用力按压此穴，感觉到疼痛得厉害，这类人群适宜按摩涌泉穴。如果大力按压之后，疼痛感不明显或是皮肤深陷进去久久不能恢复，说明肾气虚弱，就不适宜按摩了。

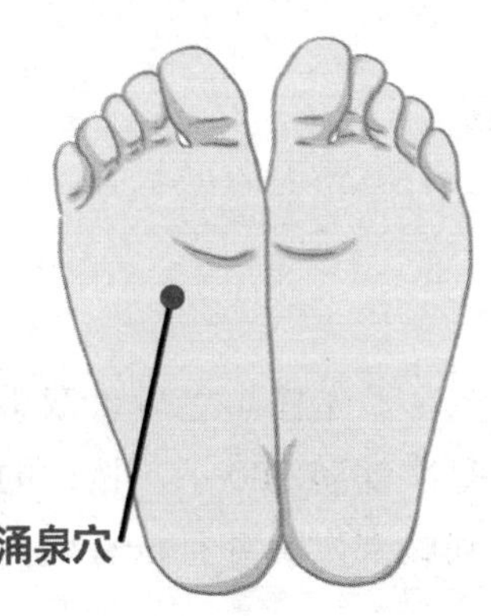

作用：按摩涌泉穴可以刺激人体的血液循环，改善糖尿病症状，还能改善失眠。

★ 足三里穴，助你走出糖尿病困扰

定位：位于小腿前外侧，在犊鼻穴下 3 寸，距胫骨前缘一横指。

按摩方法：

方法一：平时按摩足三里穴的时候，可以随时随地按揉，每次按揉次数为 100~200 次，当感觉到酸胀的时候，就可以停止了。按摩足三里穴的同时，最好配合内关穴与合谷穴一起按摩，三个穴道一起按摩，可以有效防止糖尿病并发冠心病与高血压等疾病。

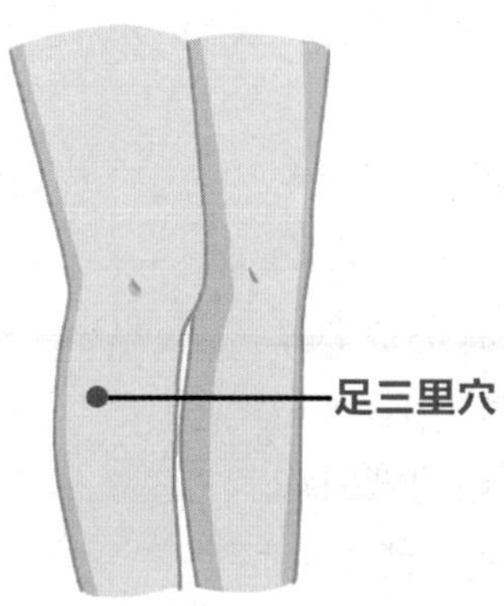

方法二：拍打足三里穴可以先从左腿的足三里穴开始，拍打完左腿之后再拍打右腿，拍打的力度从轻到重。平时只要有时间就可以进行拍打，每次拍打两膝次数为 200~300 下，拍打完两膝之后再拍打小腿肚，每次拍打 200~300 下即可。

方法三：如果是糖尿病并发高血压，可以在按摩足三里穴的同时再揉揉合谷穴；如果是糖尿病合并冠心病的患者，可以在按摩足三里穴的同时再揉揉内关穴，注意每次按摩的时间最好保持在 5~10 分钟，每周按摩的次数不得少于 3 次。

作用：可以有效缓解糖尿病以及糖尿病并发症。

★ 神阙穴，肚脐上的降糖灵药

定位：位于腹中央，脐中部。

按摩方法：每天晚上临睡前，平躺在床上。双手先搓热之后再双手上下重叠放在自己的肚脐上，先顺时针揉转，每次揉转 200 下。按摩的时候要注意手法轻柔，动作尽量缓慢。当感觉到腹部发热并且没有任何

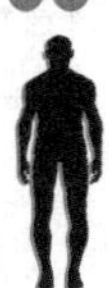

不适感后停止。

之后再以神阙穴为中心开始按摩，按摩的方法可以扩大到整个腹部，因为人的腹部上分布着上脘穴、中脘穴、下脘穴、关元穴、气海穴、天枢穴以及中极穴等多个穴位，这些穴位可以起到调整胃、大肠、小肠、脾、前列腺以及膀胱等器官的作用。

作用：长期按摩神阙穴不仅可以改善体质，还可以起到降血糖的效果。

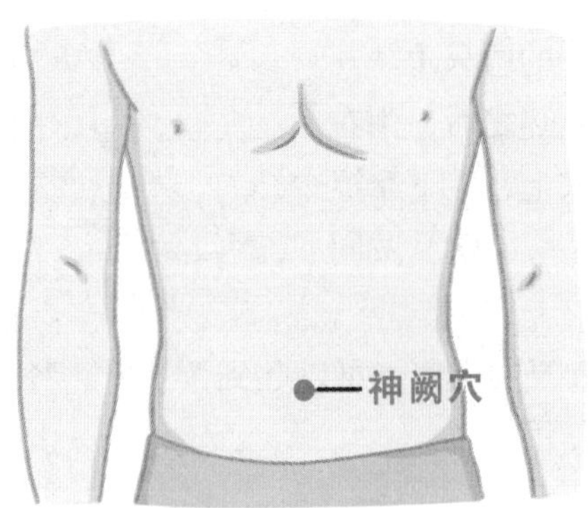

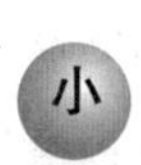
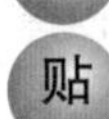
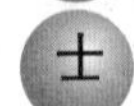

小贴士

肚脐是人体比较薄弱的部位，也是人体重要的穴位，一旦将肚脐暴露在外边很容易让邪气入侵体内，因此，不建议人们平时穿着露脐装，避免病从脐入。

女性糖尿病患者，在来月经的时候不宜按摩神阙穴，可以等月经结束之后再继续按摩。

当检查出腹部有肿瘤或是有急性炎症的时候，也不适宜按摩神阙穴，应该先去医院进行治疗后再施行按摩。

★ 常按三阴交穴，显著降血糖

定位：位于小腿内侧，在足内踝尖上 3 寸，胫骨内侧缘后方。

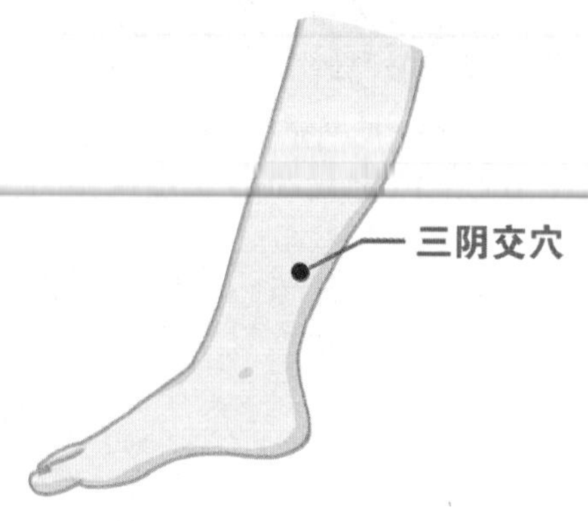

按摩方法：先用右手拇指按住身体左侧的三阴交穴，手指向下压之后再放开为 1 次，连续按压 50~100 次，之后再换左手拇指按压身体右侧的三阴交穴 50~100 次。

按摩过后，将双手的两只手掌互相摩擦，感觉到手掌发热之后，用右手手掌在左侧三阴交穴上，上下摩擦 50~100 次，之后再换另一只手做同样动作。

作用：平时多按按三阴交穴，可以起到调节肝、肾、脾三经气血，起到降血糖、降血压的作用。

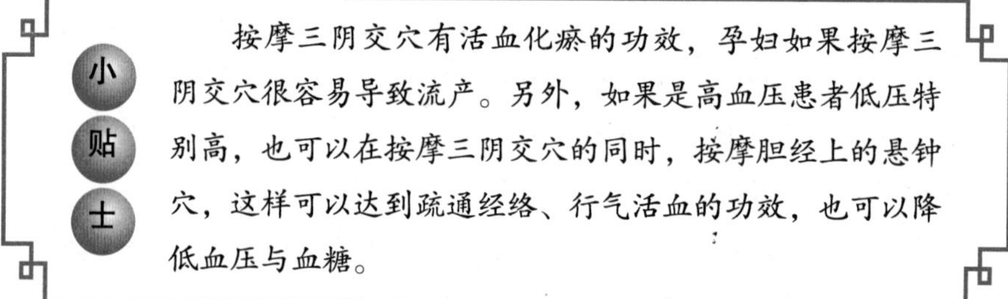

小贴士

按摩三阴交穴有活血化瘀的功效，孕妇如果按摩三阴交穴很容易导致流产。另外，如果是高血压患者低压特别高，也可以在按摩三阴交穴的同时，按摩胆经上的悬钟穴，这样可以达到疏通经络、行气活血的功效，也可以降低血压与血糖。

★ 消渴穴，防治糖尿病的经外奇穴

定位：在小腿上，在人的胫骨与脚踝的正中央。

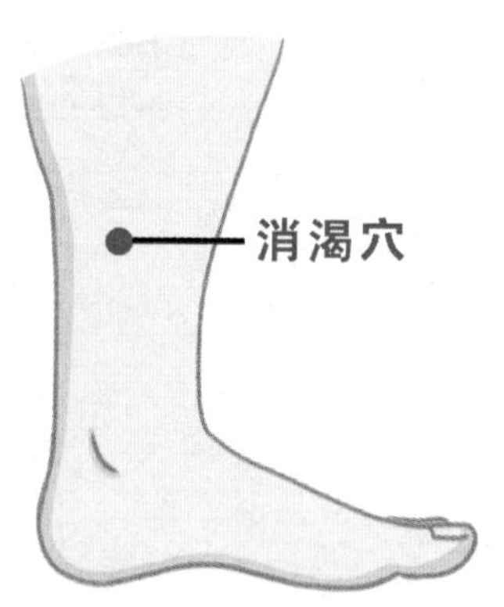

按摩方法：人的双腿上各有一个消渴穴，我们可以通过点揉的方式来按摩。每次点揉 5 分钟，注意按摩消渴穴要坚持按摩 100 天以上，这样才能起到防治糖尿病的作用。

作用：提升胰脏功能，防治糖尿病。

第五章

优化生活习惯，降糖更有效

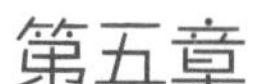

糖尿病属于生活方式性疾病，也就是说当人们的生活方式不正确，糖尿病就会找上门。当人们改变之前不良的生活习惯，平时多注意饮食，加强身体锻炼，就可以起到不错的降糖效果。这一章我会为大家介绍如何优化生活习惯，让糖尿病患者在生活中可以更加轻松地控制血糖。

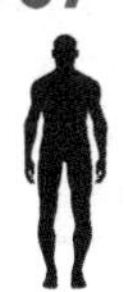

糖尿病患者怎样安然度过四季

一年四季春夏秋冬，每一个季节都有不同的气候变化，糖尿病患者需要根据季节变化来改变生活方式，这样才能将血糖控制得更加理想。

春季：注重养肝，补充阳气

很多人喜欢春季，因为气温回暖会让人觉得特别舒服，可是一些病菌同样也会选择在这个时候繁殖，对于糖尿病患者来说，春季更应该做好保养工作。

春季虽然气温逐渐回暖，但是糖尿病患者自身抵抗力明显不如正常人，加上春季的时候早晚温差较大，很容易导致糖尿病患者患上其他疾病，从而引起感染。这样一来对血糖的控制就更加难了，心血管病变、神经病变、微血管病变等一系列病变可能都会随之而来。一场小小的感冒，对糖尿病患者来说可能会造成不可逆的严重后果，因此，糖尿病患者更应该加强预防。

糖尿病患者要遵守“春捂秋冻”这个道理，不能过早地脱掉冬装，应该尽量保暖，即便是天气特别好，气温特别高，也不要一下子将衣物减少太多，这样很可能让寒气乘虚而入。另外，家中一定要保持空气流通。平时最好少去一些人多的地方，人多的地方细菌也多，而春季也是传染病的高发期，糖尿病患者自身抵抗力低，常在人多的地方活动容易感染疾病，出门的时候应该注意佩戴口罩。

如果得了感冒，在饮食上可以进行调整，可以多吃一些枸杞、山药、芋头等，平时最好配合穴位按摩来抵抗感冒病菌。春季时，糖尿病患者应该经常到比较宽敞而且阳光充足的地方活动，呼吸新鲜空气，锻炼身体，增强体质，这样感冒就可以快速好起来了。

中医认为春季属木，与肝是对应的，意思就是人们在这个季节里肝火会比较旺盛，人比较容易恼怒，而且情绪如果被压抑还会导致肝疏泄失职，容易产生气机郁结。如果肝郁结太久了，会灼伤阴津，血糖水平也会随之升高，糖尿病症状就会加重。糖尿病患者在春季的时候尽量多去户外走走，去郊区以及环境比较安静的地方运动，多与朋友和家人聊天，有助于疏泄肝气。

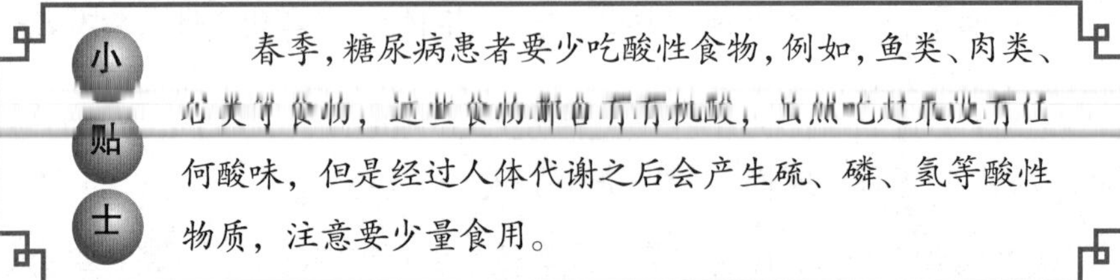

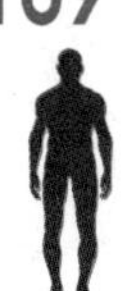

夏季：养心养脾，防止低血糖

夏季，糖尿病患者的血糖水平波动比较大，因此，夏季糖尿病患者更应该注意保养身体。

很多人的食欲都会受到炎热天气的影响而有所下降，糖尿病患者的食欲自然也受到影响，有些糖尿病患者会出现食欲减退的现象，每天吃饭只吃两餐，这样很容易出现低血糖的症状。因此，很多糖尿病患者开始减少口服降糖药的药量，或是减少注射胰岛素的剂量，这样做是错误的，擅自调整降糖药的用药量很容易引起血糖水平波动。

夏季，由于进食比较少的原因，糖尿病患者在监测血糖的时候，常常会出现血糖较低的现象，这个时候千万不要擅自减少药量或是停止服药，应该继续坚持治疗，并且时刻注意做血糖监测，以多次监测的结果为准，如果需要调整用药量，需要咨询专业的医生，并且严格地检查身体，让医生为你重新制订一套治疗方案，切勿自己进行药物调整。

夏季天气热，如果人经常在室外活动很容易中暑，建议糖尿病患者锻炼的时候最好选择在傍晚。如果是白天外出锻炼，最好选择在树荫下进行锻炼，尽量避免阳光直射，防止中暑。老年糖尿病患者口渴的感觉比较迟钝，所以，很容易因为体内水分不足而发生脱水现象。如果身体脱水严重，还会引起高血糖高渗状态，或是引发血栓。在夏季糖尿病患者也要多喝水，每天最少喝 1500 毫升，如果平时的运动量比较大，汗出得比较多，应该适当地补充更多的水分。

夏季是糖尿病并发症的高峰期，很多糖尿病患者会在夏季出现皮肤感染的现象，因此，在衣物的选择上也需要格外注意，尽量选择透气、吸汗、比较轻薄的纯棉衣服。平时要注意皮肤的清洁，多洗手，多洗澡，还要防止蚊虫叮咬。

建议糖尿病患者夏季外出时，最好可以在衣服和皮肤上喷洒一些花露水，这样可以防止蚊虫叮咬。如果被蚊虫叮咬了，千万不要用手用力挠，可以涂抹清凉油或是止痒消肿的药物治疗，避免抓伤之后造成皮肤感染。

秋季：注意防燥，小心血糖增高

秋季到来，天气一天比一天干燥，中医认为“燥”能够损伤人体的肺阴。绝大多数糖尿病患者都属于阴虚燥热的体质，这种体质的糖尿病患者对燥邪比较敏感，所以，在秋季的时候一定要多注意防燥。防燥方法如下。

1. 每天少量多次地饮用牛奶和开水，可以帮助人体养阴润燥。

2. 饮食最好以甘淡、滋润为主，糖尿病患者可以吃一些有滋阴润肺功效的水果，例如，柚子、梨、柑橘、荸荠、枇杷等。平时还可以多吃一些有生津润燥、清热通便功效的蔬菜，例如，莲藕、茭白、白菜、黄瓜、冬瓜、萝卜等。这些食物都可以帮助人体减少秋燥产生的不良影响。

3. 糖尿病患者在秋季最好少吃辛辣的食物，例如，辣椒、姜、蒜、葱、八角、花椒等，这些食物可以加重人体的“秋燥”。除了辛辣的食物要尽量少吃以外，油炸和烧烤类的食物也要少吃，这些食物可以伤津耗液，会对糖尿病患者的身体造成不良影响。

《黄帝内经》中提到：“秋三月，天气以急，地气以明。早卧早起，与鸡俱兴。”意思就是秋天的阳气已经渐渐地收敛了，阴气每天都不断地增长，这个时候最适合早睡早起了。不过进入秋季之后，天气也会变化无常，因此，很容易让人患上感冒，特别是老年糖尿病患者要注意及时增减衣物，避免感冒。

秋季万物都开始凋零了，很多老年糖尿病患者难免触景生情，产生悲伤的情绪。这种情绪不利于控制血糖，如果长期处于这种悲伤的情绪之中，很容易导致糖尿病并发症，让身体状况更加糟糕。糖尿病患者可以在秋季的时候多参与一些集体活动，例如，唱歌、跳舞等一些娱乐活动，这样不仅可以达到强身健体的效果，还可以抑制不良情绪的产生。

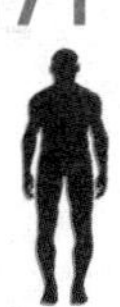

冬季：养护肾气，留意糖尿病并发症

冬季来临的时候天气一天比一天冷，寒冷会让人体内的儿茶酚胺物质增加，这种物质会引发人体血压升高和冠状动脉痉挛。如果这种情况得不到改善，长此以往很容易引发糖尿病并发症，诱发糖尿病患者患上心肌梗死、脑出血等严重疾病，建议糖尿病患者在冬季一定要做好防寒保暖工作，养护肾气抑制糖尿病并发症的产生。

冬季要适当地改变生活习惯。早晨起床与晚上临睡前，最好用温水刷牙，用餐之后用温水漱口，这样可以帮助清除牙缝中的食物残渣，时刻保持口腔卫生。平时可以根据自己的身体情况进行适当的室外运动，天气好的时候最好多到户外晒晒太阳。每天晚上睡觉之前用温水清洗下体，并且注意勤更换自己的内衣裤。

冬季时糖尿病并发足病的患者有很多，因此，冬季要格外注意保护自己的足部。冬天的夜里，如果室内的温度不高，可以穿多层的保暖袜来进行足部的保暖，注意不要用电热毯或是热水袋来暖脚。糖尿病患者的足部神经不是很敏感，对于一些疼痛和温度的变化感应不是很灵敏，如果用电热毯或是热水袋来暖脚，很容易将脚烫伤。

每天睡觉之前，最好可以用接近身体温度的温水来泡脚，并且按摩自己的下肢。冬季糖尿病患者最好选择比较宽松的棉鞋，或是皮质比较柔软的皮靴或运动鞋，女性糖尿病患者最好不要穿高跟鞋或是尖头皮鞋，皮质过硬的皮鞋也尽量不要穿，避免将脚部磨破。袜子最好选择纯棉质地的，如果觉得袜子保暖性不好，也可以考虑选择羊毛质地的保暖袜。

平时要多注意观察自己的足部是否有变化，脚上是否长了鸡眼或是老茧，如果有，千万不要擅自给自己“动手术”去除，要听从医生的指导进行治疗。如果脚上有鸡眼或是老茧，在去除之后千万不要滥用胶布将伤口贴住，这样很可能造成足部感染。洗脚的时候尽量不要用有刺激性的洗液或是肥皂洗脚，避免伤口恶化。

最后还要提醒一下各位糖尿病患者，如果自己的足部已经出现了红肿、干裂、水疱、抓伤、割破或是疼痛等现象，一定要及时去医院就诊，避免并发糖尿病病足。

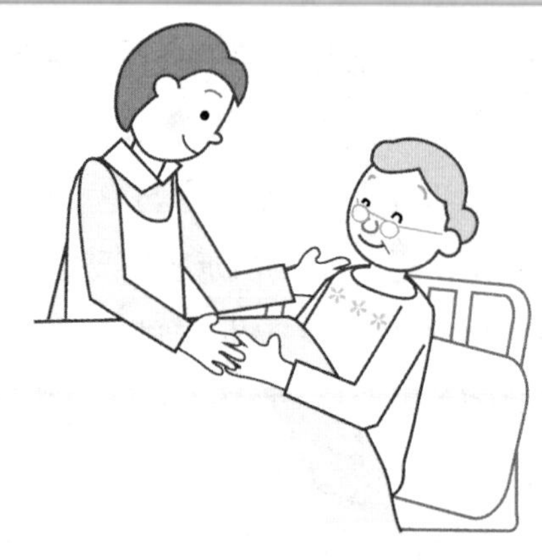

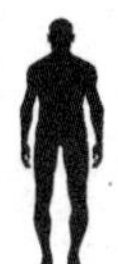

摒弃坏习惯，糖尿病不敢乱来

工作中我遇见不少患者在得知自己患上糖尿病之后都特别诧异，觉得医生的诊断是错误的，总喜欢反复求证是不是真的。之所以有些糖尿病患者患病之后觉得不解，是因为他们根本没有想到过自己得病的原因。绝大多数的糖尿病都是一些坏习惯导致的，如果可以摒弃坏习惯，糖尿病自然就不敢乱来了。

吸烟不利于控制血糖，必须戒

吸烟危害身体健康这个道理每个人都懂，可还是有些人禁不住诱惑，每天都要吸上几根才舒服。糖尿病患者中吸烟者占大多数，而吸烟对糖尿病有百害而无一利，如果得了糖尿病就必须要戒烟。

烟草中的化学物质有 5000 多种，其中有 200 多种对身体有害的化学物质，60 多种致癌物质，其中最著名的有害物质有尼古丁、焦油、一氧化碳。

焦油是致癌物质中的“佼佼者”，身体长期被焦油侵害，肺癌与咽喉癌的发病率就会增加。

人体吸入尼古丁之后，会引起末梢血管收缩，导致血压升高、心率加快，这无疑是将血管与心脏推向了“火坑”，身体长时间摄入尼古丁会引起心血管疾病。除此之外，尼古丁还会让吸烟者产生烟瘾，不吸烟就会觉得浑身不舒服。

一氧化碳进入身体后会快速与血液中的血红蛋白结合，一氧化碳与血红蛋白结合的速度是氧气的 200 倍。人们吸烟之后大量的一氧化碳将血红蛋白抢走，让氧气无法与血红蛋白结合，人体血液中的氧气含量就会大大降低。如果长期大量吸烟，人体就会处于一种缺氧状态，最终会导致人们患上慢性阻塞性肺部疾病。另外，一氧化碳还是人体胆固醇升高的“帮凶”，人体内的一氧化

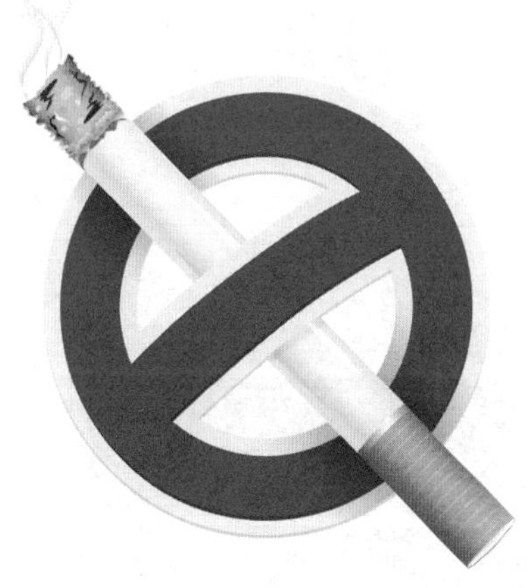

碳增多，胆固醇也会随之增加，并且还会减少对人体有益的物质——高密度脂蛋白的含量。人们每天吸入大量的一氧化碳，最终会导致患上代谢综合征。如果正常人每天都吸烟，身体在一氧化碳与尼古丁的长期摧残下，心血管就会遭到损害，从而引发动脉粥样硬化、冠心病、脑梗死、心肌梗死、动脉闭塞等一些重大疾病。

吸烟不会直接影响糖尿病患者的血糖水平，也不会危害到胰岛素的感受性，但是会引发血管病变，血管病变会影响到胰腺内的血管，因此，就会引发糖尿病。患上糖尿病之后，全身大大小小的血管都会受到一定程度的损伤，如果这个时候还继续吸烟，无疑是雪上加霜，并发血管病变的概率也会提升，所以，糖尿病患者一定要抵制香烟的诱惑。

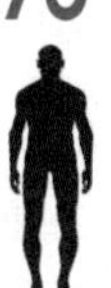

饮酒可以，但必须少量

饮酒不仅对身体有危害，饮酒过量还会打乱人的整个饮食习惯。通常人们在喝酒的时候，一定会配一些下酒菜，而多数的下酒菜都是煎炸或腌制的食物，这些食物的脂肪与盐的含量都超出了人体所需的正常标准。有些人在饮酒时胃口会变得特别好，吃得特别多，这样一来人体摄入的热量也会超标。人们在饮酒的过程中，推杯换盏，不知不觉就延长了用餐时间。因此，不建议糖尿病患者饮酒，而且长期饮酒也会让血糖变得难以控制。

糖尿病患者在原则上是应该滴酒不沾的，但是有很多糖尿病患者就是戒不掉，所以，建议糖尿病患者根据自己的病情，少量饮酒。想要喝酒的糖尿病患者，身体必须满足以下几个条件：血糖水平控制良好；一直保持标准体重；没有糖尿病并发症；不需要进行任何药物治疗。

符合以上条件的糖尿病患者是可以饮酒的，但是必须要记住一点，符合饮酒条件也不代表可以肆无忌惮地喝酒。糖尿病患者饮酒必须少量，绝对不能喝醉。糖尿病患者每次饮酒不应该超过 669.6 千焦的热量，下面我就来告诉大家一些常见酒类 669.6 千焦热量相当于多少酒。

	啤酒	2 杯 （约 400 毫升）
	烧酒 （35°）	半杯 （约 80 毫升）
	威士忌 （43°）	小半杯 （约 60 毫升）
	葡萄酒 （红、白）	中等玻璃杯 2 杯 （约 200 毫升）

酒精对人体几乎没有任何的营养价值，虽然酒精可以为人体提供一定的热量，但是不能够代替主食中的维生素、矿物质以及蛋白质等营养素。如果糖尿病患者饮酒过量，酒精进入身体后，胃和小肠吸收了部分酒精，多余的酒精就必须要肝脏进行代谢，饮酒过量必定会给肝脏带来沉重的负担。

有很多糖尿病患者觉得红酒对身体有好处，其实，红酒对于糖尿病患者而言并不一定有想象中的那么好。红酒含有一种叫作“白藜芦醇”的物质，这种物质可以起到保护心血管的作用，但是普通红酒中的白藜芦醇的含量仅为 1.5~3.0 毫克 / 升，按照这个比例来计算，想要让身体摄入足量的白藜芦醇非要喝醉不可，所以说喝红酒也未必能够起到保护心血管的作用。

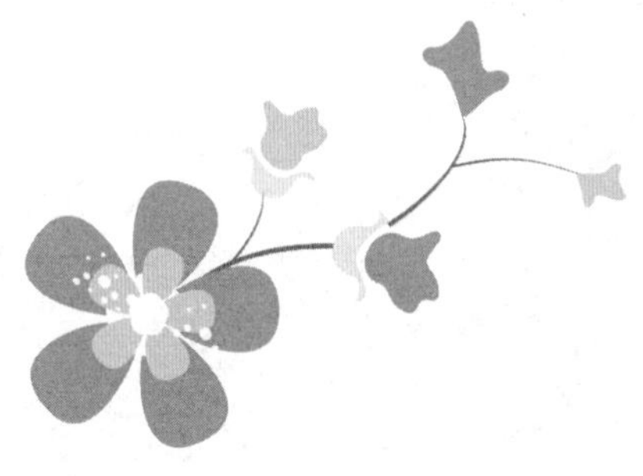

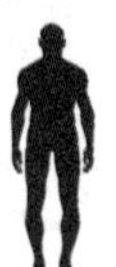

喝咖啡要适量，一天不要超过 3 杯

现在越来越多的人喜欢上喝咖啡，咖啡具有一定的提神作用，而且还可以帮助身体燃烧一部分热量，正常人喝咖啡还可以降低糖尿病的发病率。糖尿病患者喝咖啡可以促进代谢功能，但是不宜过量，如果一个人每天喝 3 杯以上的咖啡，就会造成人体脱钙，会让人患上骨质疏松症。

科学家调查显示，处于高血压初期的患者（没有患糖尿病），如果每天喝 3 杯以上的咖啡，身体的代谢速度就会变得很慢，时间长了就会患上糖尿病。平时每天喝 3 杯以上咖啡的人，患上糖尿病的风险会提升 34%，如果是喝咖啡成瘾的人，患上糖尿病的概率会提升五成。之所以喝咖啡过量会患上糖尿病，是因为咖啡中的咖啡因会让人体代谢缓慢，而且咖啡因还会增加高血压的患病率。

咖啡中含有的咖啡因具有对中枢神经轻度刺激的作用，每天适量喝咖啡会消除疲劳感，还可以增强人的记忆力与智力，听觉以及视觉也会变得敏锐。但是如果长期摄入大量的咖啡因，会让人对咖啡上瘾。很多有喝咖啡习惯的人，突然之间不喝咖啡，脾气就会变得格外暴躁，而且还会引发偏头疼。想要减少喝咖啡的量，最好采用循序渐进的方式，每天减少一定饮用量，最终缩减到每天 3 杯以下。如果在减少饮用量期间，觉得自己的头特别疼，建议可以先不要减量，继续维持原有的饮用量，待头疼减轻之后，再开始缩减饮用量。

建议：糖尿病患者喝咖啡的时间最好选择在早起之后，因为咖啡有利尿的作用，早起喝咖啡可以帮助身体排出多余水分，让人一上午头脑清醒。

减轻体重，有利于防治糖尿病

当人体内堆积了大量的脂肪，就会让人发胖。而肥胖同样是导致糖尿病的主要原因，减肥可以帮助预防糖尿病。而大多数糖尿病患者都存在体重超标的现象，由于已经患有糖尿病，所以很多患者不知道应该如何选择一种正确的方法来减轻体重，下面我就为各位糖尿病患者介绍一下糖尿病患者的减肥方法。

很多糖尿病患者平时吃得都比较多，这也是肥胖的主要原因。因此，要控制摄入热量才行，这种方法是最简单有效的减肥方法。根据研究发现，任何的坏习惯想要改掉，都需要 3 周以上的时间，克服吃得过多这个习惯自然也需要这样一个过程。刚开始的时候患者会感觉饥饿，但是这种饥饿感是暂时的，只要坚持 3 周以上，慢慢地身体就会适应。我推荐大家限制饮食的方法并非是让大家绝食，而是要平衡膳食营养，用正确的方法吃东西，每餐只吃七分饱。

刚开始限制饮食的患者因为每餐吃的食物比之前少，所以常常会感觉到饿，有些人甚至会觉得饿得受不了，这个时候可以喝一点儿水或是休息一下，这种饥饿感只是暂时性的，20 分钟之后就会逐渐恢复。而这个过程中，人体的血糖也处于比较低的状态，等到恢复之后血糖自然也就上来了。让糖尿病患者忍受饥饿的这个过程中，人体为了保持血糖的平衡，就会将体内的脂肪分解成氨基酸，之后再通过肝脏合成肝糖原，这个过程称为“糖原异生”。减肥的过程中，这个过程是最难熬的，但是熬过去了减肥就成功了一半。

运动减肥也是一个不错的选择，运动可以加速人体热量的消耗，也可以提升胰岛素的敏感性，对于控制血糖也有一定好处。建议糖尿病患者每天坚持在饭后走路 30 分钟，走路的速度为每分钟 100 步，这样可以消耗人体摄入的 50% 的脂肪和糖分所产生的热量，如果每天坚持走 1 个小时，将会消耗人体摄入的 70% 的脂肪和糖分所产生的热量，降糖效果十分明显。

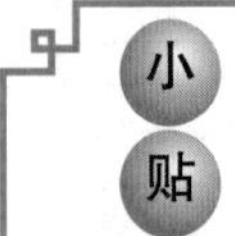

不喜欢室外运动的糖尿病患者，平时也可以通过爬楼梯的方式来达到运动的目的，每天坚持爬 3 次 6 层楼梯，就可以消耗 0.84 千焦热量，等于消耗了 50 克主食的热量。

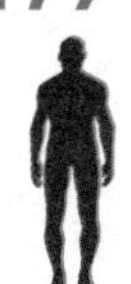

光吃不动，小心糖尿病找上门

吃东西能够缓解压力，很多人都觉得这句话说得有道理，而现代人需要承受的压力也很多，一来二去就将自己变成了一个“吃货”。多数喜欢吃东西的人，并不喜欢运动，其中年轻人居多，这也是最近几年糖尿病患者年龄越来越小的主要原因。

2 型糖尿病的主要病因是人体每天摄入的热量过高，身体内囤积大量脂肪，运动量过少。现在 2 型糖尿病的发病率越来越高，而患者的年龄越来越小，其中 20~30 岁的糖尿病患者占了 20%。这是因为这个年龄段的年轻人，生活节奏快，所以常常会吃一些快餐或是零食来充饥，快餐与零食所含的热量非常高，而且糖分也严重超标。多数年轻人吃完食物之后，不是选择坐在电脑前不动，就是躺下休息，这样一来身体的热量无法消耗，体重就会越来越重，身体素质也就会越来越差。如果有暴饮暴食或是饮酒习惯的人，糖尿病自然也就会自动找上门来了。

很多人喜欢吃完饭之后坐一会儿或是躺一会儿，这种做法不可取，建议糖尿病患者每天饭后 3 分钟站起来到处走走，每天坚持饭后走 10 分钟，慢慢地再适当增加走路的时间。为自己制订一个合理的运动计划，并且坚持按照自己制订的计划完成运动。最好不要选择单一的运动方式，要时常地变换。

饭后出去走走，对于控制血糖和减肥都有好处，可是很多人觉得走路没有那么神奇，不可能给身体带来多大益处。我曾经遇见一位 70 岁的女性糖尿病患者，她的血糖一直控制得都不是很好，而且平时也不喜欢运动，我建议她每天饭后出去随意走走，不要将走路看作运动，只是散步而已。结果这位女性患者每天早晨与晚上都会和自己的老伴去空气比较好的公园散步，坚持了 6 周之后，血糖控制得非常好，而且体重也减轻了 5 千克。一位 70 岁的老年患者都可以获得这么好的运动效果，相信年轻一些的糖尿病患者，在运动中的收益会更多。

睡眠好才能更好地控制血糖

如果人的睡眠不规律，就会影响到血糖浓度以及新陈代谢。糖尿病患者如果睡眠不好，血糖水平就会上升，激素分泌也会出现失调现象。长期睡眠不好，就会导致身体肥胖，还会引发糖尿病并发高血压症以及心脏病。

熬夜会影响调节血糖的激素

睡眠充足的表现为睡醒之后人们感觉精力充沛，而睡得多并不一定睡眠好，睡眠质量高低决定睡得好与坏，经常熬夜的糖尿病患者血糖水平控制得非常不好。

之前我在工作中遇见过一位 43 岁的企业管理者，这位患者平时工作量非常大，常常会牺牲自己的睡眠时间去工作。结果血糖水平持续升高，无论用什么药物来控制，都无法控制血糖上升。这是因为人体在凌晨 4 点到早上 9 点之间，血糖很容易升高，如果平时不按时睡觉、起床、服药、吃饭，那么人体的血糖一整天都会陷入紊乱状态。如果是依靠注射胰岛素来控制血糖的糖尿病患者，很可能因为晚上熬夜，白天睡懒觉而导致低血糖。如果糖尿病患者在睡眠中发生低血糖现象，会导致患者处于昏迷状态，严重的还会危及生命。建议各位糖尿病患者，尽量不要熬夜，熬夜之后补觉时间太久，很容易加重糖尿病。糖尿病患者最好每天晚上 10 点之前就入睡，次日 6 点到 8 点之间起床，保持每天 8 小时的睡眠时间，如果是工作太忙，尽量合理安排睡眠时间，不要打乱原有的睡眠规律。

从夜里 11 点开始，人体各个器官进入代谢或是修复状态，而凌晨 3 点开始，人体进入了深度睡眠状态，这个时候睡觉有助于稳定情绪和平衡心态，帮助人们恢复精力。想要拥有好睡眠，记得睡觉之前千万不要吃太多东西。临睡前吃太多东西，很有可能会在睡着之后想去上厕所，这样一来就会影响睡眠质量。晚餐的时候不宜吃过于辛辣、油腻的食物，这两种食物会导致人体消化不良，同样也会影响睡眠质量。建议睡觉之

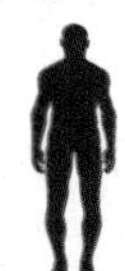

前最好洗个热水澡，帮助人体放松肌肉，提高睡眠质量。有午睡习惯的糖尿病患者，建议午睡时间尽量不要超过 1 个小时，如果睡得太久，夜晚就很难入睡，容易造成失眠。如果失眠时间太久，就会破坏人体的正常生物规律。

人体脏器工作时间表

21：00~23：00	免疫系统排毒时间，尽量保持安静，或是听一些比较舒缓的音乐。
23：00~1：00	肝脏排毒时间，最好处于熟睡之中。
1：00~3：00	胆的排毒时间，建议深度睡眠，保持睡眠质量。
3：00~5：00	肺部排毒时间，不要吃任何的止咳药，避免抑制排出废物。
5：00~7：00	大肠的排毒时间，最好上厕所排便。
7：00~9：00	小肠大量吸收营养的时间，建议在这个时间段吃早餐。

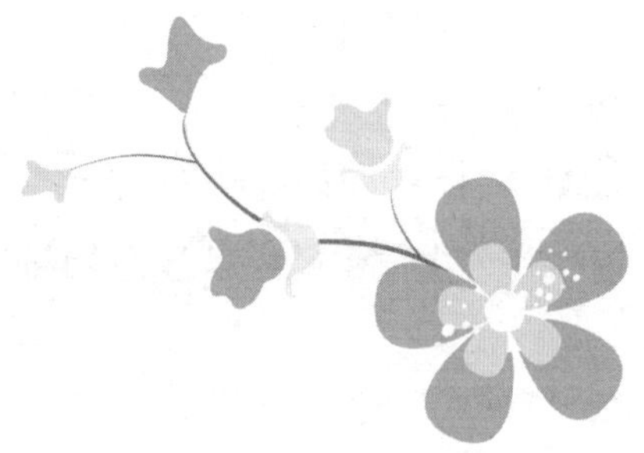

失眠会让你的血糖忽高忽低

糖尿病主要是热邪伤津所致的阴虚火旺，因此，很多糖尿病患者都被失眠困扰，而失眠的糖尿病患者往往都伴有血糖忽高忽低的现象。想要控制好血糖，首先就要改善失眠问题。可以降低人体血糖的激素是人体的胰岛素，当人体升高血糖的激素越来越多的时候，就会与胰岛素形成对抗。如果糖尿病患者长期失眠的话，人的大脑皮质就会处于兴奋状态，从而促进人体交感神经兴奋，这样一来人的胰岛素对抗激素就会增加，对抗激素增加之后胰岛素就会相对减少，血糖就不受控制了。

失眠不仅会让人体的血糖升高，还会让糖尿病患者处于精力与体力不足的状态中，影响糖尿病患者的食欲。当糖尿病患者的正常饮食规律被打乱后，会引起其他一连串的反应，糖尿病并发症也会如期而至。

根据临床观察，有失眠情况的糖尿病患者，清晨起来后血糖水平会比没有失眠情况的糖尿病患者高出 23%，而胰岛素水平也会上升 48%，相比较没有失眠情况的糖尿病患者，失眠的糖尿病患者更容易出现胰岛素抵抗，而且出现胰岛素抵抗的风险高达 82%。

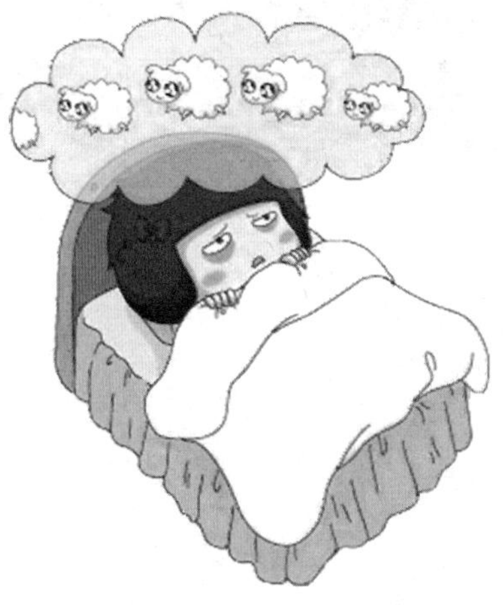

如果是经常有失眠状况发生的糖尿病患者，生活中一定要多注意监测血糖水平，并且积极地控制血糖。

建议：有失眠情况的糖尿病患者，最好每天进行适量的有氧运动锻炼身体，例如，早晨与下午可以进行 30~40 分钟的快步走或是慢跑。临睡前 1 小时尽量不要看电视，不要做运动，不要喝咖啡或是浓茶。如果是失眠比较严重的糖尿病患者，尽量不要在白天睡觉，否则，晚上失眠会更加严重。如果是有打鼾习惯的糖尿病患者，建议最好侧身睡觉，这样既可以减少呼吸暂停次数，也可以避免影响睡眠质量。

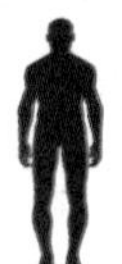

有助睡眠的 4 个妙招

失眠是一件非常痛苦的事情，而很多糖尿病患者都被失眠所困扰。中医认为睡眠主要是为了调整人的阴阳平衡，为身体储存能量。如果睡眠不好，人的阴阳就会失调，不仅影响生活质量，还对血糖控制非常不利。下面我教大家四种有助于睡眠的小妙招，希望糖尿病患者可以早日摆脱失眠的痛苦。

妙招 1

每天睡个“子午觉”。中医养生很注重睡“子午觉”，子午觉的意思就是晚上子时（23:00–1:00），人一定要处于睡眠状态，白天午时（11:00–13:00），也要睡上一觉。每天午时的阳气最为鼎盛，在这个时候休息睡觉，可以有助于养阳。午睡的时间最好为半个小时或 1 个小时，如果睡太长时间，醒来之后反而会觉得更没有精神，而且还会影响晚上的睡眠。

妙招 2

睡前喝牛奶。人在睡觉之前五脏六腑都处于工作状态，尤其是心脏每天工作最为辛苦。如果睡眠不好会给心脏带来很大负担。建议吃一些养心阴的食物，这样有助于睡眠。糖尿病患者晚上睡觉前最好喝 1 杯牛奶，不仅能帮助入睡，还能起到补钙的作用。

妙招 3

调整呼吸，放松心情。睡觉之前要尽量调整好自己的呼吸，呼吸最好缓慢且均匀，这样有助于人体快速进入睡眠状态。如果呼吸慢了，心跳速度也会变慢，人体的气血运行也会随之减慢，这样的状态利于人体进入睡眠。睡觉之前最好不要做剧烈的运动，或是情绪波动太大，应当适当调整心情，听一些比较舒缓的音乐，尽量放松自己的身体，这样就可以顺利地进入睡眠状态了。

妙招 4

睡前泡脚，按摩穴位。睡觉之前记得用热水泡脚，并且按摩脚部穴位。例如按摩涌泉穴，每天坚持按摩脚部可以达到促进睡眠的效果。而且经常按摩涌泉穴还可以促进心肾相交，让自己的气血运行得更加通畅，起到平衡阴阳的作用。洗脚的时候两只脚对搓，也可以起到疏通经络的作用，而且多搓搓脚还可以舒肝健胃，帮助糖尿病患者增进食欲。

生活细节决定糖尿病患者健康

不良生活习惯是糖尿病的一个诱因，而生活中的一些小细节也决定了糖尿病患者的健康。很多糖尿病患者在生活中不注重细节，因此，不知不觉中就让糖尿病越来越严重了。究竟哪些生活细节可能影响到我们的身体健康呢？

每天 6 ～ 8 杯水，减少血脂、血压侵扰

很多糖尿病患者在患病之后多饮多尿的症状比较严重，为了减轻这种症状，很多糖尿病患者选择了少喝水。以为只要少喝水，多饮多尿的状况就能够得到改善，其实，减少喝水量，只是让糖尿病症状从表面上来看缓解了，但实际上不喝水却给健康留下了很大隐患。糖尿病患者不经常喝水，会导致血黏度上升，血糖和血脂同样也会出现状况。

如果是没有并发肾病和心脏病的糖尿病患者，不存在任何水肿或是限制饮水量的情况，建议糖尿病患者每天喝 6 ～ 8 杯水（1500~2000 毫升），尤其是夏天更要多喝水。很多人问我，不渴是不是就不用喝水了呢？夏季由于天气热，出汗比平时多，身体会很容易缺水。糖尿病患者一定要养成多喝水的习惯，切忌等到渴了再喝，这样很容易让血糖水平上升。每天清晨与睡觉前、运动后一定要记得喝水，每次喝水量不宜过度，应该控制在 250~300 毫升，每天可以分多次饮水。

糖尿病患者在清晨起床之后，最好可以喝 1 杯温热的白开水，这样喝水对身体有很大好处。如果是中老年糖尿病患者，早晨起来喝白开水可以起到稀释血液的作用，可以降低血液黏稠度，促进血液循环，防止并发心脑血管疾病。对于年轻的糖尿病患者，夜里在睡觉的时候水分会逐渐流失，如果早晨起床后可以空腹喝 1 杯温开水，不仅可以起到解渴利尿的作用，还可以促进胃肠的活动。

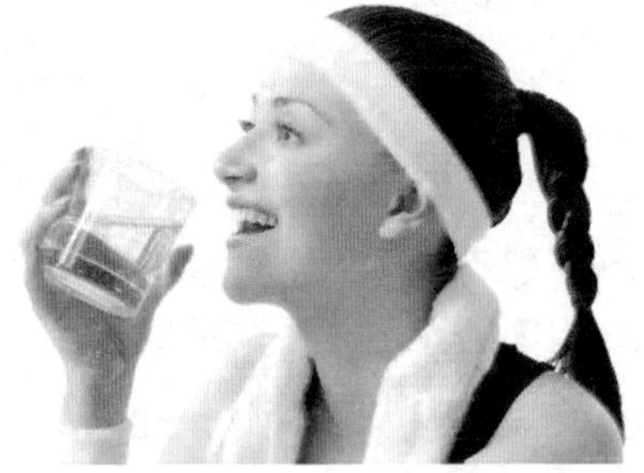

毛巾小学问大，做好清洁最重要

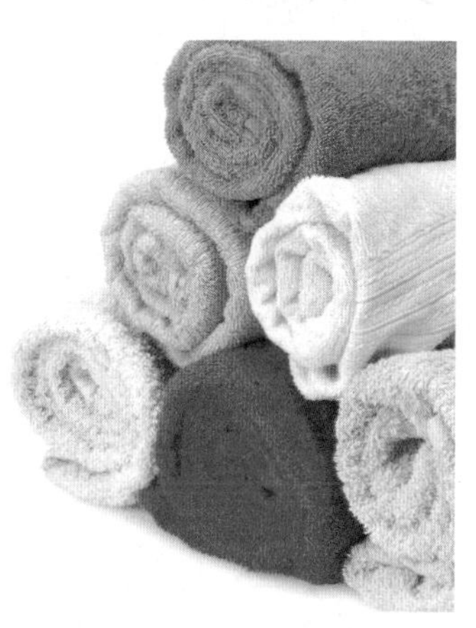

生活中我们每天都离不开毛巾，很多人很难想象一块小小的毛巾居然也会对糖尿病患者的病情产生影响。

生活中我们使用的毛巾多数是放在卫生间中的，而卫生间无疑是一个比较潮湿的环境，这种环境也正是细菌喜爱的生长环境。处在这种环境中的毛巾只需要短短的3个月，其中的细菌就可以超标125倍之多，而这种细菌严重超标的毛巾几乎每个人家中都有。

其实，生活中我们对毛巾的使用存在很多误区，例如，洗澡、洗头、洗脸、擦手几乎都是同一条毛巾，而且很多家庭中是多个人混用一条毛巾。根据调查数据显示，有52%的人没有给毛巾消毒的习惯，加上有很多人生活很节俭，毛巾只要不破不烂就坚持使用。调查显示80%的人一条毛巾的使用时间超过9个月，而这条毛巾所含的细菌一定会超乎你的想象。

毛巾虽小，但其中的学问却很大，糖尿病患者对于毛巾的要求比普通人要更高。糖尿病患者由于胰岛素分泌不足，血糖不能被机体充分利用，所以自身的免疫力也会相对较低。糖尿病患者由于血糖水平过高，细菌进入身体之后，很容易继续生长繁殖，如果糖尿病患者的皮肤上有伤，用细菌超标的毛巾擦拭过，很有可能导致创面越来越大，严重的还会引发感染。糖尿病患者很容易患上神经病变和血管性病变，因此，皮肤对感觉的反应也会变得比较迟钝，加上血液循环情况不是很好，感染的概率也会增高。

建议糖尿病患者在选择毛巾的时候要选择质地比较柔软的，毛巾的颜色最好是白色，这样便于在擦拭身体的时候发现血迹或是脓包。毛巾在清洗的时候要使用中性洗涤液，这样的洗涤液可以保持毛巾的柔软度，而且还可以防止水中的钙离子与肥皂进行结合，防止毛巾变硬。毛巾最好可以每隔3~4天就清洗1次，为了抑制毛巾上的细菌生长，最好定期给毛巾消消毒，也可以用沸水煮或是放在太阳下暴晒。

经常做足部护理，防止足部神经受损

人的脚掌上的穴位有很多，通过按摩这些穴位可以达到防病治病的目的，对于糖尿病患者而言，经常做足部护理可以让血糖控制得更加平稳。但是，经常做足部护理的糖尿病患者，一定要小心足部神经受损。

做足部护理可以帮助糖尿病患者预防糖尿病足的发生，但是在做足部护理的时候一定要注意按摩师的手法。非专业的按摩师通常都会根据病人的痛感来调整自己的力度，而糖尿病患者的末梢神经往往是感觉迟钝的，有时候即便按摩师的力度很大，自己也不会有痛感。足部在受到大力按压之后，很可能造成皮肤破损，这样一来，不仅起不到预防糖尿病足的作用，反而还会让自己的足部神经受损。

糖尿病患者晚上睡觉前用温水泡脚有助于控制血糖，而很多人觉得泡脚一定水很热才行，虽然说热水可以改善足部血液循环，但是如果水温过热会烫伤糖尿病患者的脚，而被烫伤的脚也很容易感染。建议糖尿病患者泡脚的水温最好保持在 37℃左右，如果不能确定水温是否正好，可以先用手试一下水温，觉得不烫手再将脚放入。

糖尿病患者足部发凉的症状比较普遍，这是糖尿病患者下肢的血管与神经病变造成的。而很多人觉得用热的东西暖暖就可以改善足部发凉的状况，因此，就选用热水袋或是取暖器来暖脚。前面我已经说过了，糖尿病患者足部发凉是由于血管和神经病变造成的，所以糖尿病患者的足部往往对痛、冷、热都不太敏感。当取暖器或是热水袋过热的时候，糖尿病患者也未必能够感觉到，因此，常常会出现因为感觉不灵敏而导致的足部烫伤。如果有足部发凉的症状，建议每天多走走路，这样可以缓解症状。

如果糖尿病患者的足部皮肤发生破损，千万不要用一些刺激性的消毒剂来给伤口消毒。糖尿病患者的抵抗力相对较低，如果采用带有刺激性的消毒剂来给伤口消毒，很容易让伤口变得更加严重，建议使用碘酒。但是，如果伤口内已经长有新的肉芽，就不可以继续使用碘酒消毒了，建议使用生理盐水擦洗。

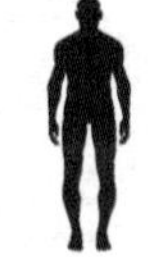

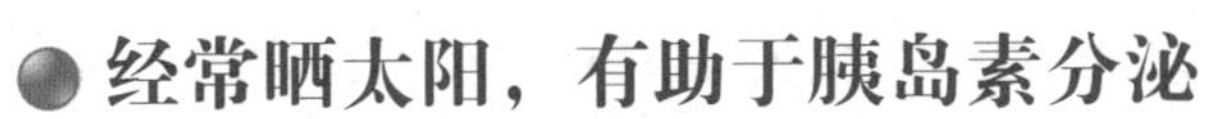

经常晒太阳，有助于胰岛素分泌

晒太阳的好处多到数不清，人体如果长时间缺乏阳光照射，就会增加糖尿病的患病概率。当人体缺乏维生素 D 的时候，就会出现发胖的情况，而且很容易患上 2 型糖尿病。科学家们发现，如果平时经常晒太阳，不仅可以预防骨质疏松，还有助于胰岛素分泌。

2 型糖尿病的主要病因与胰岛素功能抵抗有关，而维生素 D 与 2 型糖尿病之间的关系也非常密切。维生素 D 具有抑制人体炎症反应的功能，可以调节人体的免疫功能，还可以促进胰岛素的合成与分泌。糖尿病患者经常晒太阳补充维生素 D，可以增加胰岛素的敏感性。

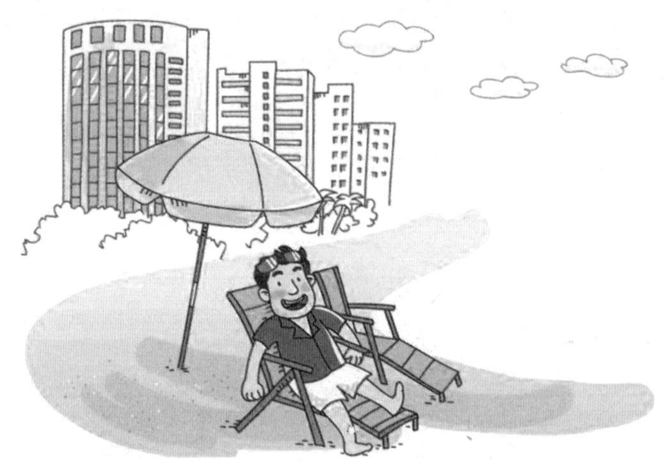

糖尿病患者很容易并发糖尿病足，经过研究发现，维生素 D 与糖尿病足之间也有比较密切的关系。糖尿病足的发生主要是因为人体的血管与内皮细胞功能异常，而维生素 D 具有改善血管功能的作用，所以经常晒太阳还可以帮助糖尿病患者预防糖尿病足。

除此之外，维生素 D 还与肌肉、心血管、肿瘤以及人的免疫力有关，当人体缺乏维生素 D 的时候，很容易患上一系列疾病。建议糖尿病患者每天多晒晒太阳，多做一些户外运动，这样可以强身健体，也可以帮助自己控制血糖水平。

维生素 D 主要是促进人体钙质吸收，维生素 D 的主要来源有两种，一种是通过晒太阳依靠皮肤合成维生素 D，人体中 90% 的维生素 D 都是这么来的。糖尿病患者每天可以在户外晒 30 分钟太阳，这样就可以为身体储备适量的维生素 D 了；另外一种获取维生素 D 的方式是通过食物，例如，蛋黄、动物肝脏、鱼肝油以及海鱼等，这些食物都含有维生素 D，但是糖尿病患者在饮食方面需要格外注意，有很多东西是不能吃的，所以建议糖尿病患者最好每天多出去走走，晒晒太阳既经济又实惠，而且没有任何副作用。

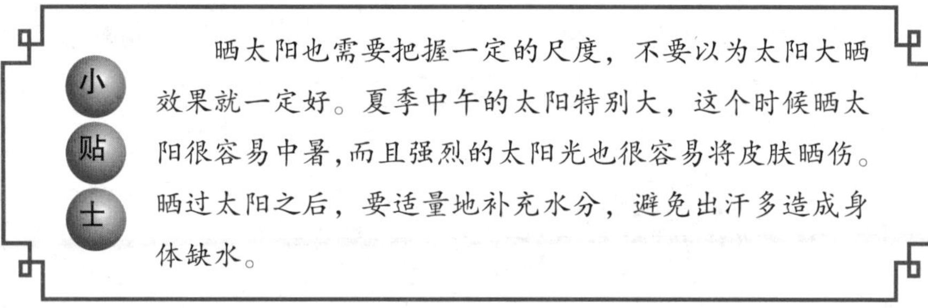

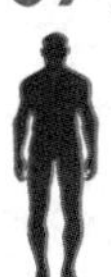

饭前喝勺醋，有效降低血糖

醋是我们生活中最为常见的调味品之一，近几年有人开始研究醋对糖尿病的影响。研究证实糖尿病患者在饭前喝醋，餐后血糖有下降趋势，尤其是对于糖尿病患病前期的患者来说，喝醋之后血糖下降比较明显。2 型糖尿病或有胰岛素抵抗的患者在饭前喝约 2 汤匙醋可以达到降低血糖的效果，因为醋中的醋酸可以灭活某些淀粉消化酶，可以延缓碳水化合物的消化，喝醋有些类似吃口服降糖药阿卡波糖。

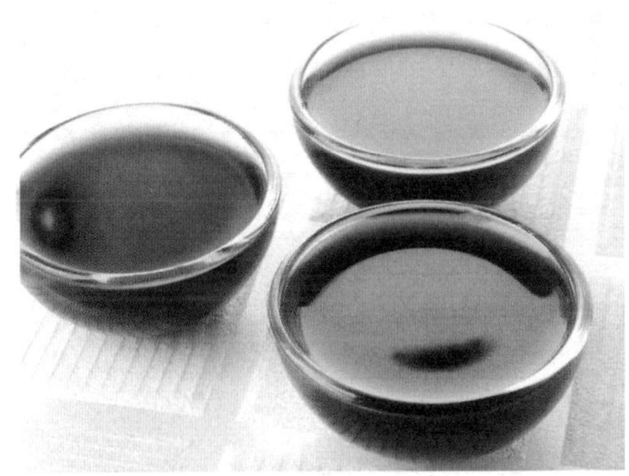

喝醋可以起到减少血液内脂肪的作用，对于软化血管、降低血液中胆固醇含量有一定的帮助。糖尿病患者比一般人更要注意预防“三高”，经常喝醋对身体有益无害。虽然说喝醋可起到降低血糖的作用，但是喝醋并非能够治病，只是起到保健的作用，糖尿病患者千万不要以为喝醋就可以替代药物治疗糖尿病。

此外，不是什么醋都可以喝的，食醋中最少要含有 5% 的醋酸才对降血糖有效。建议在选择醋的时候，一定要先看醋的颜色与形态。如果是酿造的醋，颜色应该呈红棕色或是琥珀色，看上去有光泽的醋为最好的。另外，醋的形态要澄清，浓度要适当，醋内没有任何的沉淀物与悬浮物为最好。在选醋的时候还要注意闻醋的气味，品尝醋的味道。好醋具有香气，而且酸味也比较柔和，喝起来不会感觉到涩，更没有其他任何的异味。

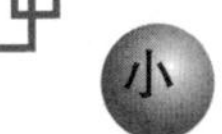

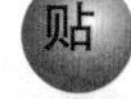

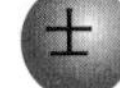

虽然醋对糖尿病患者的身体有一定的好处，但是千万不要饮用过量。醋对人体肠胃的刺激很大，如果饮用过量身体会觉得不舒服。另外，现在市面上卖的一些水果醋都含有大量糖分，如果大量饮用不仅不会起到降糖的效果，反而还会让血糖升高。

好心情胜过降糖药

好心情是治病的良药，糖尿病患者应该调整自己的心态，每天保持美好快乐的心情，这对于血糖控制非常有益。

不逃避，疾病才会更快康复

很多糖尿病患者在患病之后心理上就会产生恐惧，有些糖尿病患者甚至每天都在想为什么自己会得糖尿病，很多人不愿相信患病事实，因此，心情就会变得越来越差。心情不好会影响我们自身的免疫细胞，而免疫功能下降，人的体质也会变弱。虽然说人体的胰岛素分泌多少与内分泌激素和血糖有一定的关系，但是更多的还是受自主神经功能影响。当人出现紧张、焦虑等情绪时，人体的交感神经就会处于兴奋状态，这样一来就抑制了胰岛素的分泌。

与此同时，不良情绪还会促进内分泌甲状腺素、肾上腺素刺激升糖激素，在一段时间内人体的血糖水平会持续升高。另外，糖尿病患者需要长期控制饮食，这很容易让人产生心理压力，因此血糖不受控制的情况就这样发生了。情绪影响胰岛素分泌的情况多发生在中老年患者身上，当不良情绪一直反复发作时会加重糖尿病病情。

糖尿病患者要懂得一旦患上糖尿病之后，今后的日子里都要与糖尿病相伴，只有积极面对疾病，保持稳定的情绪，才能够更好地控制病情。千万不要逃避事实，每天都郁郁寡欢，这样对健康十分不利。

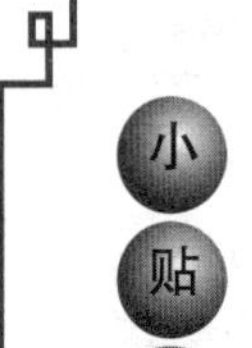

糖尿病患者如果心情不好要懂得倾诉，将自己内心的困惑、焦虑都与家人、朋友分享，并且积极地了解关于糖尿病治疗的知识，这样可以消除内心的恐惧。如果身边也有糖尿病患者，最好可以多进行交流。另外，要进行适当的运动，运动可以帮助糖尿病患者控制血糖、血压、血脂以及体重，也有助于消除人的不良情绪。

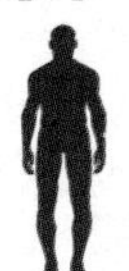

拒绝郁闷，调节胰岛素分泌

现代社会的竞争压力很大，人在无处不在的压力面前开始出现一些消极的态度，例如，郁闷。如果长时间保持郁闷状态会直接影响胰岛素分泌，还可能使得胰岛 β 细胞功能发生障碍，使胰岛素分泌不足的倾向逐渐形成一种固定状态，最终使人患上糖尿病。

女人在情绪郁闷的时候，经常会用吃东西来发泄心中的郁闷，食用了过多高热量的食物很容易引起肥胖；男人情绪郁闷的时候也很容易借酒消愁，或是大量吸烟，这些行为无疑对健康有害无益。如果长期保持这种生活方式，很容易患上 2 型糖尿病。

此外，郁闷的情绪也很容易让人们患上抑郁症，而 2 型糖尿病与抑郁症之间的关系是双向的，2 型糖尿病患者患上抑郁症的概率是普通人的 2 倍，尤其是女性糖尿病患者，抑郁症的发病率更高。因此，生活中我们一定要拒绝郁闷，这样才能够保持身体健康。

如果经常觉得郁闷可以找人倾诉自己心中的苦闷，在得到了安慰之后，人的心情自然也会变好。如果不愿意找人倾诉，也可以出去走走，去旅行，看看外边的世界。心情郁闷往往是自己的生活环境导致的，如果可以适当地改变一下，也可以帮助人走出郁闷的情绪。

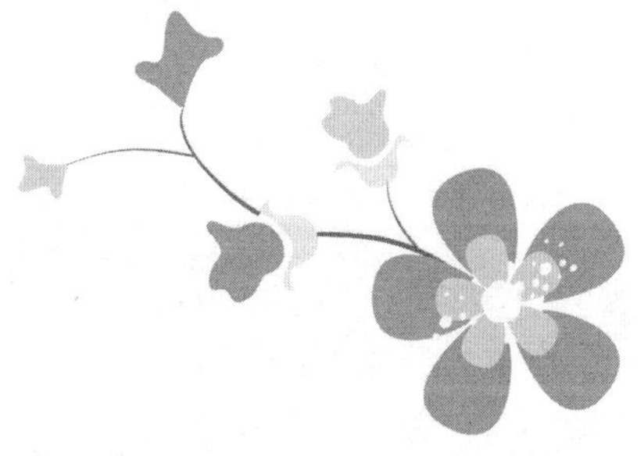

控制脾气，不要为糖尿病火上浇油

一位糖尿病患者家属特意找到我，说她父亲自从得了糖尿病之后脾气就变得特别暴躁，而且血糖一直控制得都不好。我告诉她这是有原因的。糖尿病患者血糖升高是因为人体代谢出现障碍，导致人体内的 B 族维生素缺乏，影响了神经系统的稳定，因此，出现了脾气暴躁、喜怒无常的现象。

通常当人们被确诊为糖尿病之后，会因为患病原因而产生忧伤和焦虑的情绪。很多糖尿病患者担心自己患病之后不能过正常人的生活，病情会对工作有影响，因此，常常会出现脾气暴躁、容易生气、发脾气等现象。殊不知，如果不能控制暴躁的脾气，不仅会伤害自己与身边人的感情，还会伤害到自己的身体。医学研究已经证实，当人的情绪不稳定，或是发脾气的时候，血液中的肾上腺素含量就会逐渐升高，肾上腺素升高不仅可以导致血糖升高，还会让血小板处于亢进状态，容易发生小血管栓塞，并且诱发一系列的糖尿病并发症。

脾气暴躁的人为了更好地控制脾气，在遇事后要先深呼吸，让自己平静下来。如果发现这样还是控制不住脾气，可以选择去户外跑跑步或是多走走，用运动来宣泄自己的不良情绪。还可以尝试多结交一些新的朋友，或是培养一些新的爱好，多参加一些集体户外活动，例如，登山、跳舞等，这样可以减少发脾气的次数。

当自己觉得控制不了脾气的时候，可以先用冷水洗洗脸，让自己冷静一下，或试着看看书、听听音乐来分散一下注意力。

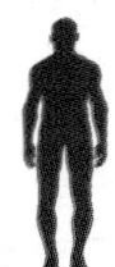

积极乐观的心态是最好的降糖药

恶劣的情绪会让糖尿病患者的血糖升高，对控制血糖没有任何帮助，因此，建议糖尿病患者一定要保持良好的心态，否则，当糖尿病患者感觉到焦虑、紧张、恐惧的时候，神经系统就会给大脑发送信号促使身体内的胰岛素抵抗激素升高，这样一来就会抑制胰岛素的分泌量，最终导致糖尿病患者病情恶化，因此，保持积极乐观的心态才是最好的降糖药。

影响糖尿病患者心情的事情很多，平时一些爱吃的食物不能够继续食用了，而且还要担心随时可能患上的各种并发症，这些问题都无时无刻不在困扰着每一位糖尿病患者。

糖尿病并发症一旦发生，会让患者进入一种恐慌的状态，不知道如何来应对接下来的身体变化。糖尿病并发症中比较常见的为眼部疾病，患者在视力逐渐变得模糊的过程中，每天都会担心自己会不会失明，心中的恐慌越来越强烈，久而久之糖尿病患者的情绪会变得焦虑，很容易发脾气，也很容易得抑郁症。其实，控制好情绪会对病情有一定改善，试着用积极乐观的心态去面对，也许会收获让你惊喜的治疗效果。

建议糖尿病患者在确诊之后，遵照医生的建议为自己制订一个长期的治疗计划，并且积极主动地配合医生治疗，这样才能够更好地控制病情。只要病情稳定，糖尿病并发症就没那么容易发生，只要保持积极乐观的心态，病魔就不敢为所欲为。

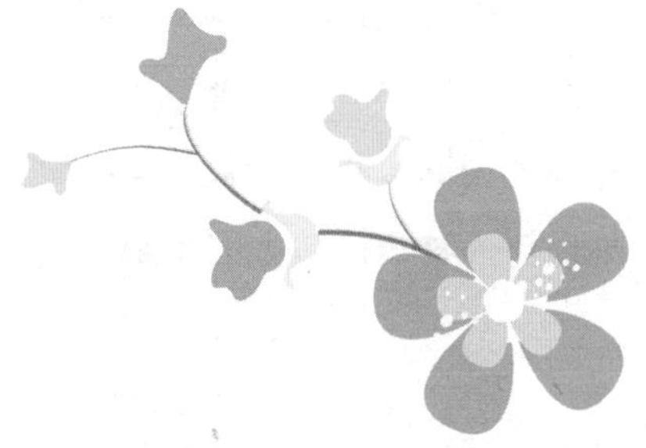

家人要做的事

患上糖尿病之后如果可以及早接受治疗，对于今后的血糖控制有很大帮助。绝大多数糖尿病患者在得知自己患了糖尿病之后都会情绪低落，有些糖尿病患者甚至不愿意接受这个事实，这种心态不利于控制病情。糖尿病患者家属应该在这个时候多理解患者的心情，多关心患者的生活，家人的关心会让患者获得莫大的勇气，家人就是糖尿病患者的精神支柱。

关心和鼓励是对病人最大的安慰

作为糖尿病患者的家属一定要掌握糖尿病相关的知识，之后再将自己学习到的知识与患者进行交流，一家人坐在一起交流糖尿病知识，会加深糖尿病患者对疾病的认识。照顾糖尿病患者也要从细节入手，糖尿病患者都有一颗“玻璃心”，亟须家人的安慰与鼓励。因此，糖尿病患者的家属一定要从生活的点点滴滴中去关心糖尿病患者，照顾糖尿病患者的饮食，做糖尿病患者的支持者，而不是纯粹的看护人。

糖尿病患者家属要尽量帮助患者建立一个健康的生活环境，让他们逐渐接受新的生活方式，而不是强迫患者去改变原有的生活方式，要经常与患者交流，让他们保持心情愉悦。糖尿病患者刚开始接受治疗的时候，血糖难免会出现忽高忽低的现象，想要让血糖保持稳定状态，需要很长的一段时间。在这段时间里，糖尿病患者应该积极地去医院进行身体检查，而每次检查结果出来的时候，未必都能够让人满意。当血糖结果不是很好的时候，家人一定要给予患者安慰，一定不能在患者面前摆出一种失望的表情。当患者的检查结果非常好的时候，也不要忘记鼓励患者，并且与其一起高兴，这样一来患者就可以感受到家人的爱，这对于今后病情的治疗也有很大帮助。家人的关心与鼓励，也会改变糖尿病患者的心情，让患者时刻保持一种积极向上的乐观心态。

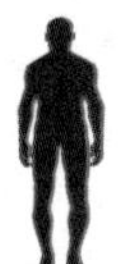

帮助糖尿病患者做好饮食控制

如果家里有人患上糖尿病，家属需要帮助患者做好饮食控制。我们都知道糖尿病患者的饮食需要格外注意，只有控制好饮食才能够稳定血糖。

糖尿病患者的家属有责任帮助患者做好饮食控制，因为糖尿病患者需要终身控制饮食，所以家属在做菜的时候也一定要根据患者的饮食来严格控制每天的热量摄取，尽量保证食物可口、多样。在烹饪食物的时候，注意调味料的使用量，不要在饭菜中添加糖，如果有加糖的食物不要给糖尿病患者食用。

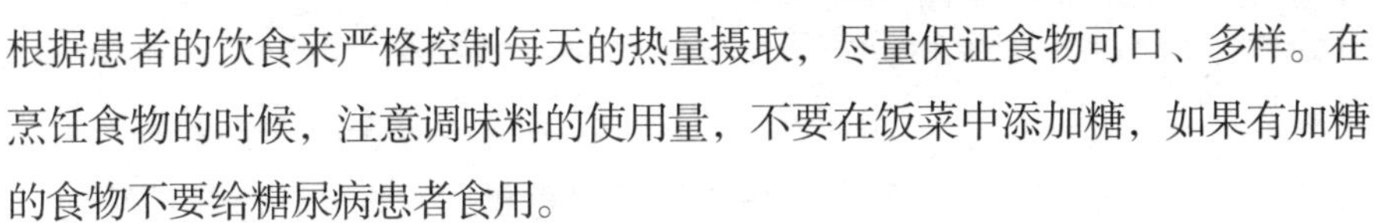

糖尿病患者是可以吃水果的，但是在吃水果的时候应该注意食用量，需要选择一些能量低、含糖量低的水果。吃水果的时间尽量在两餐之间，餐后不要立刻就吃水果，避免血糖上升。家人在购买水果的时候要注意，要为糖尿病患者挑选一些能够食用的水果，并且严格监督患者水果的食用量。糖尿病患者吃东西的时候要注意控制，千万不要觉得食物好吃就多吃，不好吃就少吃，不规律的饮食习惯会影响血糖水平。当糖尿病患者感觉到饥饿的时候，可以增加一些体积比较大、但是能量比较低的蔬菜类食物。为了更好地控制饮食，建议糖尿病患者的家属在烹饪菜肴的时候，严格控制食用油和饭菜的量。

糖尿病患者不适合吃太多的动物内脏、鱼子、肥肉等食物，如果家属喜欢这些，可以另给糖尿病患者做一些菜肴。得了糖尿病之后禁止吃糖、糕点等甜食，如果平时吃了土豆、山药、红薯类的食物，吃饭的时候就要减少主食量。家属一定要积极帮助糖尿病患者度过艰难的病期，在饮食方面尽量配合糖尿病患者的饮食习惯。

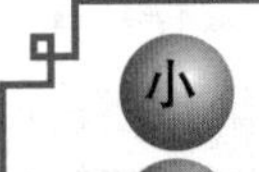

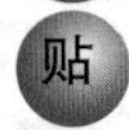

小贴士

糖尿病患者的饮食也许让很多正常人难以接受，建议糖尿病患者家属可以做一些正常的饮食给家人享用，另外再给糖尿病患者做一些适合他们的饮食，自己多付出一些辛苦可以让家人都吃得开心，也是一件值得高兴的事情。

了解低血糖的预防处理方法

糖尿病患者在患病期间很容易出现低血糖症状，因此，糖尿病患者的家属需要掌握低血糖的预防和处理方法。

糖尿病患者出现低血糖的原因可能是药物服用剂量过大，也可能是因为饮食习惯的改变而导致低血糖发生。一些糖尿病患者在运动过程中也很有可能会发生低血糖的现象。

当糖尿病患者出现低血糖的时候，患者会有心跳加快、多汗以及颤抖的症状，患者本人会觉得非常饥饿。一些糖尿病患者在发生低血糖症状之前身体是有一定征兆的，比如说，焦虑、恍惚、心神不宁等，家人要及时观察糖尿病患者的症状，避免发生重度低血糖现象。

为了避免患者发生低血糖症状，建议家人每天为糖尿病患者定时准备餐点，让糖尿病患者按时进餐，如果做饭的时间晚了，可以先让患者吃一些水果或零食来充饥。家中应该配备血糖仪，便于监测糖尿病患者的血糖情况。尤其是刚刚对治疗药物做过调整的阶段，家人更应该做好监测血糖的工作，避免患者出现血糖过低的现象。家中应该备有零食、糖果、饼干等食物，并且帮助糖尿病患者制作急救卡。在糖尿病患者外出活动的时候，提醒患者随身携带急救卡，急救卡上应该正确填写患者的姓名、住址、所患疾病、家庭成员联系方式。如果家中的糖尿病患者外出活动，家人应该保持通信畅通。

一旦糖尿病患者发生低血糖症状，家人不要慌张，先用血糖仪监测糖尿病患者的血糖情况，如果血糖低于 3.8 毫摩尔 / 升，可以先给患者吃一些容易吸收的碳水化合物，例如，蜂蜜、白糖等，也可以给患者喝一些果汁或糖水。如果低血糖症状不是很严重的患者，做过一系列的救治之后，在 15 分钟之内低血糖症状就应该有所缓解了，如果超过 15 分钟仍然没有任何缓解，就应该及时送往医院进行治疗。通常低血糖症状不会存在 1~2 个小时，及时纠正低血糖之后，病情很快就可以得到缓解。建议在症状得以缓解之后，让糖尿病患者吃一些食物，避免发生二次低血糖。

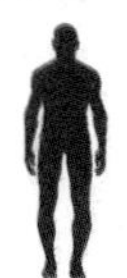

督促患者服药和定期做检查

人一旦患上糖尿病不仅要注意饮食，还需要按时服药，定期去医院做身体检查等。有很多糖尿病患者会忘记吃药的时间，或是觉得血糖控制得还可以，干脆就不去医院做检查了。这个时候患者的家属就一定要督促病人按时服药和定期做检查。

糖尿病患者吃药的时间要固定，而且药量也要严格控制，如果患者想不起来吃药，家属要负责提醒。如果患病期间漏服降糖药物，很有可能引起血糖波动，或是让原本控制平稳的血糖居高不下。如果患者经常漏服药物还可能造成更加严重的后果。如果发现已经漏服药物了，尽量补服，这样可以减少漏服药物带来的不良影响。如果是经常漏服药物，补服的方法就有所不同了。例如，本应该在饭前就服用的降糖药物，结果偏偏忘记了，

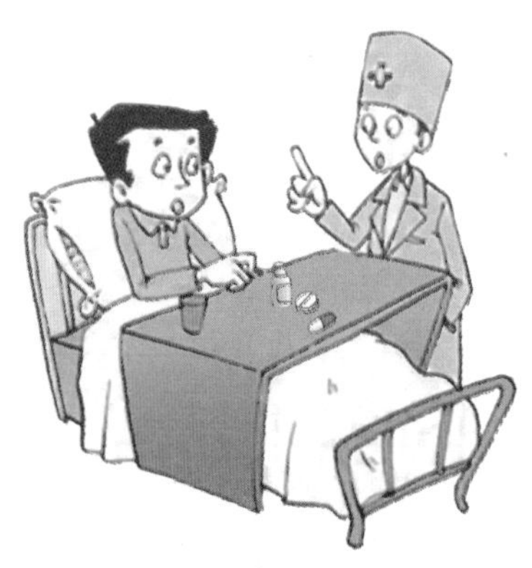

可以在发现之后立即补服，或是服用一些可以快速起效的降糖类药物来替代。如果漏服的时间比较长了，可能已经间隔一顿饭的时间了，再补服很可能造成低血糖现象。遇见这种情况可以先测量一下血糖，如果发现血糖升高，可以立刻补服，如果发现血糖并没有明显升高，就可以等到下次进餐的时候再吃药。漏服药物次数多了，很可能造成血糖不平稳，建议多增加运动来改善血糖水平。

如果是注射胰岛素控制血糖的患者，在餐前忘记注射胰岛素了，而胰岛素是短效的，建议餐后立刻注射胰岛素，这样对疗效的影响就不会很大。如果糖尿病患者记性不是很好，家属要帮忙提醒吃药或是注射胰岛素。为

了避免经常忘记服药，建议记性不太好的糖尿病患者尝试服用长效降糖药物，每天只需要服用 1 次药物，既方便又有效。

糖尿病瞬息万变，也许你觉得自己血糖很平稳不需要定期做检查，但是有些糖尿病并发症在初期的时候也很难被人发现，为了避免患上糖尿病并发症，建议糖尿病患者定期去医院做检查，家属要负责提醒患者去医院做检查。

第六章

糖尿病并发症患者调养方案

糖尿病本身并不可怕，可怕的是得了糖尿病之后又引发了并发症。想要阻止糖尿病并发症，平时要注意控制血糖，让血糖尽量保持在平稳的状态，并且还需要定期监测血糖水平。可是很多糖尿病患者最终还是没能躲过并发症对身体的侵害，如果患上了糖尿病并发症，也请各位糖尿病患者不要惊慌，只要掌握了调养方案，也可以让身体保持健康。

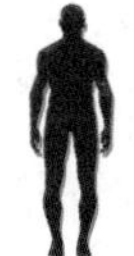

糖尿病并发肾病

糖尿病并发肾病是比较严重的并发症，也是造成糖尿病患者残疾与死亡的重要原因。糖尿病患者中通常有 30%~40% 的患者并发肾病，多数并发肾病的患者都是患糖尿病 10 年以上的患者，虽然目前还没有糖尿病并发肾病的诊断标准，但是如果尿中出现了蛋白尿就说明已经并发肾病了。

糖尿病并发肾病的发展过程

刚刚患上糖尿病并发肾病的患者病情都比较轻，这个时候如果可以及时接受治疗，治愈肾病的机会很大，这个时期的糖尿病患者肾小球滤过率会增高，肾脏体积也会增大，通过胰岛素治疗可以让糖尿病并发肾病减轻，甚至恢复正常。

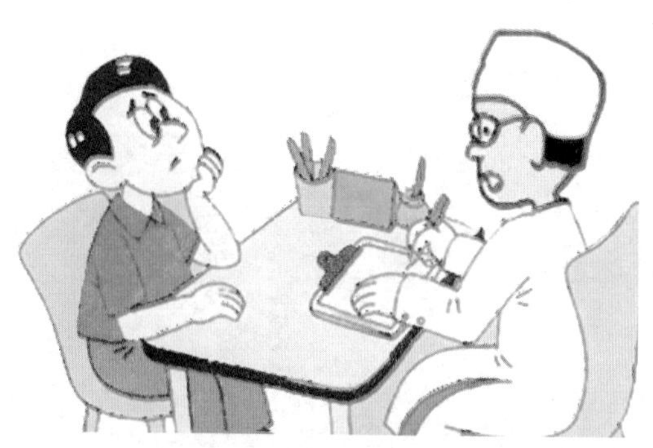

虽然糖尿病并发肾病刚刚发病的时候很容易治愈，但是不易引起患者重视，通常糖尿病患者在并发肾病之后，初期都很难发现自己患病，只有到了中期，尿液中出现了尿蛋白，此时会出现尿泡沫增多，这时患者才清楚地意识到自己已经并发肾病了。在中期的时候，尿蛋白的排出率会相对正常，但是肾小球的结构会发生改变，当糖尿病患者的尿蛋白排出率为 20~200 微克 / 分钟的时候，患者的血压就会升高，肾小球也会逐渐处于荒废状态。

到了糖尿病并发肾病的后期，糖尿病患者的肾脏健康就会受到很大威胁。处于这个时期的糖尿病患者，尿液中会出现大量的尿蛋白，身体还会出现水肿，血压也会持续升高。当肾病引发水肿比较严重的时候，即便吃利尿药效果也非常差了。糖尿病患者的肾小球基膜开始增厚，肾小球的毛细血管开始变得狭窄，更多的肾小球开始停止工作，肾脏的滤过功能开始逐渐衰弱，最终导致糖尿病患者出现肾功能衰竭。

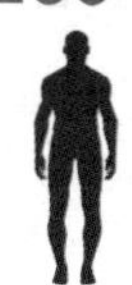

表现症状

相信看了之前介绍的糖尿病并发肾病的发展过程，很多糖尿病患者都开始紧张了。如果担心自己患上糖尿病并发症，建议定期去医院做身体检查，有效预防糖尿病并发肾病。也许很多糖尿病患者已经在不知不觉中患上了肾病，下面我就为大家介绍一下糖尿病并发肾病的表现症状。

1. 蛋白尿：糖尿病并发肾病出现蛋白尿是最为明显的临床表现之一，刚开始患病期间，蛋白尿出现为间断性，随着病情的发展，蛋白尿的出现开始转为持续性。平时糖尿病患者应该多注意监测尿液中的蛋白质含量，这样有利于提早发现糖尿病并发肾病，对于治疗也有很大帮助。

2. 身体水肿：多数糖尿病并发肾病患者都会出现水肿的现象，这是大量尿蛋白所致，如果出现身体水肿的现象，说明患者已经进入了肾病后期，这个时期才发现患病，治疗起来会非常困难，而且治疗效果也不理想。

3. 高血压：出现糖尿病并发肾病后，患者的血压会升高，这是因为肾脏阻力，血管的功能和结构改变，造成了血压升高。另外，糖尿病并发肾病恶化之后，人体的血压也会不受控制。

4. 贫血：有氮质血症的糖尿病并发肾病患者，会伴有轻度或中度的贫血，这是因为身体内的红细胞生成发生了障碍，这类贫血用铁剂治疗无效。

5. 肾功能异常：从刚开始患上糖尿病并发肾病到肾功能异常，这个过程是十分漫长的。如果刚开始发现蛋白尿时就积极治疗，是不会出现肾功能异常现象的。但是，如果控制不好的话，就很容易出现肾功能不全。

除此之外，糖尿病并发肾病患者还很容易患上视网膜病变，如果患者感觉自己的视力越来越差，建议早点儿去医院检查身体，避免患上糖尿病并发肾病。

需要注意的营养原则

如果患上糖尿病并发肾病，要严格限制蛋白质的摄入量，这样才能够减轻肾脏的负担，减少对肾脏的危害。

糖尿病并发肾病早期的患者，应该按照每千克体重0.8克蛋白质摄入量为标准，严格控制蛋白质的摄入。例如，一个体重为60千克的糖尿病患者，如果被诊断为糖尿病并发肾病初期，那么每天的蛋白质摄入量就应该控制在48克以下。如果已经出现了水肿或是肾功能不全的症状，建议每千克体重每天摄入的蛋白质应该控制在0.6克以下。选择动物蛋白质或少而精的植物蛋白质。

得了糖尿病并发肾病的患者，在饮食上也需要特别注意。平时要少喝肉汤，少吃沙丁鱼、动物内脏等，这些食物中嘌呤的含量过高，吃了之后会给肾脏带来负担。还要避免钾摄入量超标，每天钾的摄入量应该控制在1500~2000毫克之内，如果患者每天的尿量大于1000毫升，而且血钾指标也正常，就不需要限制钾的摄入量了。

另外，在糖尿病并发肾病进入后期之后，一定要注意水的摄入量，如果每天喝太多水会加重肾脏的负担，让病情越来越重。建议每天喝水量多出排尿量500毫升即可，除此之外，还要记得饮食应该低盐或是无盐，少吃含钠的食物，每天食盐的摄入量应该控制在5克以内。

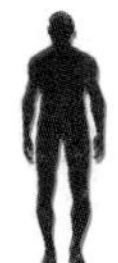

糖尿病并发肾病食物选择宜与忌

食材	宜	忌
豆谷类	小米、薏米、荞麦、红豆等	土豆、红薯、油条、面包等
蔬果类	柚子、柠檬、西瓜、南瓜、青椒、樱桃、芹菜、冬瓜、香菇等	桃子、大枣、莲藕、香蕉、韭菜、菠菜、香菜等
肉蛋奶	蛋清、脱脂牛奶、猪瘦肉、鲫鱼等	咸鸭蛋、肝脏、松花蛋等
其他	樱桃、大蒜、橄榄油等	巧克力、咖喱、芥末、蜂蜜等

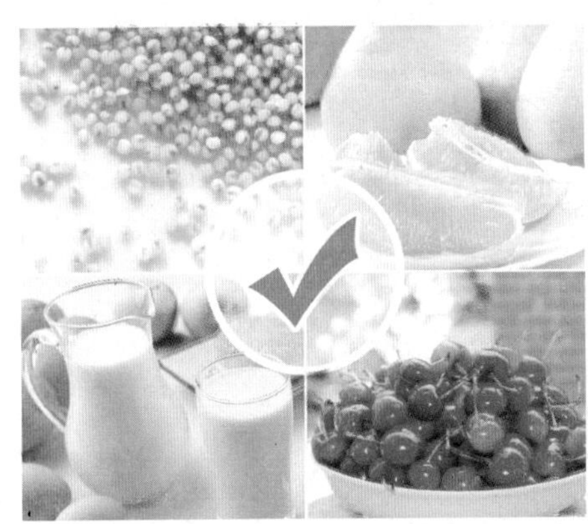

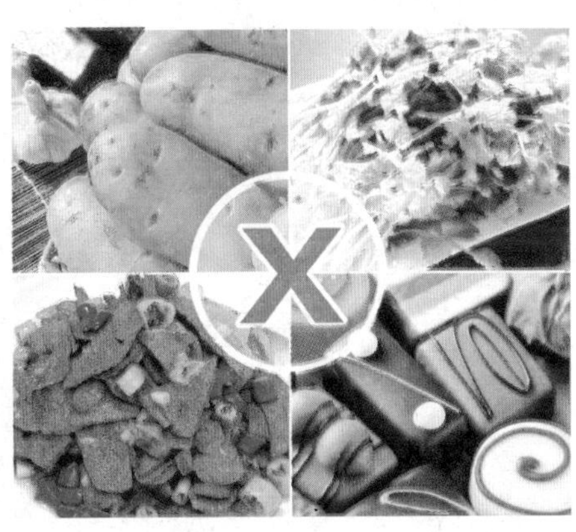

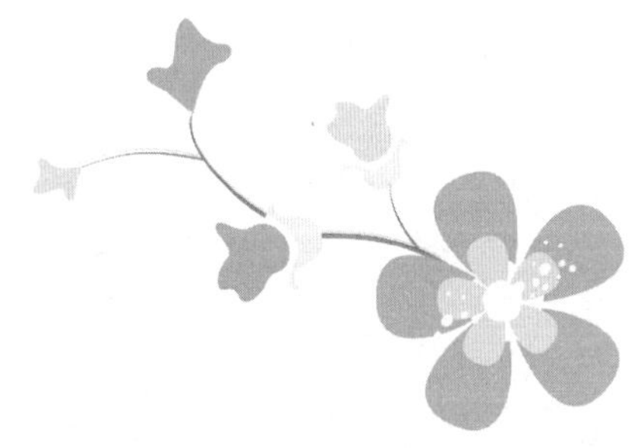

生活方式也要注意

糖尿病并发肾病很容易诱发高血压，而高血压的出现说明糖尿病并发肾病已经进入晚期了。高血压会加重肾功能损坏，因此，已经患上糖尿病并发肾病的患者，一定要注意控制自己的血压。

糖尿病患者并发肾病之后，饮食上应该少吃盐，有吸烟习惯的患者尽快将烟瘾戒掉，且不能喝酒。糖尿病并发肾病患者应该加强运动，用运动的方式来控制体重和血压。若服用降压药物，在服药之前一定要咨询医生，让医生推荐最适合糖尿病并发肾病患者的降压药，这样不仅可以让血压变得平稳，还可以减少肾脏的负担。

糖尿病并发肾病患者还应该预防尿道感染，因为尿道感染会危害肾脏健康，所以糖尿病患者生活中应该注意个人卫生，女性糖尿病患者还应该注意阴部的卫生。如果发生尿路感染应该及时去医院进行相应的检查，并且遵照医生的意见进行治疗。

★ 护肾小妙招

经常做踮脚动作不仅益肾、固肾，还可以利尿。

做法：

1. 身体保持自然站立姿势，双脚自然分开，双脚的脚跟距离为一拳左右，两只脚的脚尖距离为两拳远。

2. 尽量让身体保持放松状态，两只脚的脚跟慢慢地向上抬起，与此同时，调整自己的呼吸，进行深呼吸。

3. 将脚跟抬到一定高度之后，绷紧双腿并保持这个姿势几秒，慢慢地吐气，再将脚跟缓缓地落下。

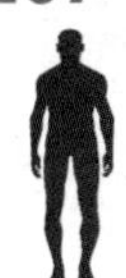

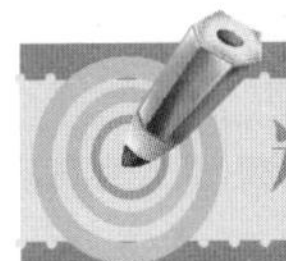

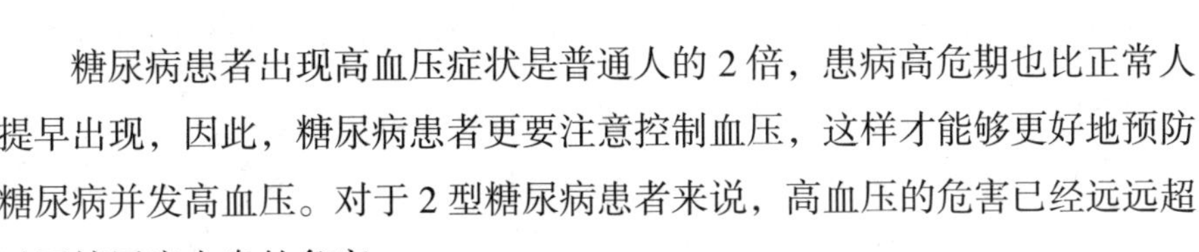

糖尿病并发高血压

糖尿病患者出现高血压症状是普通人的2倍，患病高危期也比正常人提早出现，因此，糖尿病患者更要注意控制血压，这样才能够更好地预防糖尿病并发高血压。对于2型糖尿病患者来说，高血压的危害已经远远超过了糖尿病本身的危害。

如果糖尿病患者血压一直居高不下，就可能会引发心脑血管并发症。当糖尿病患者并发心脑血管疾病之后，无疑是给肾病和眼底疾病埋下了一颗定时炸弹。

糖尿病并发高血压的发展过程

糖尿病并发高血压主要与胰岛素抵抗有关，受各种因素影响，胰岛素不能在人体内发挥降糖作用，久而久之就形成了“胰岛素抵抗”。胰岛素主要在肌肉组织与肝脏中发挥降糖作用，而糖尿病并发高血压患者往往是肌肉减少，脂肪组织不断增加，这样一来很容易造成血脂代谢紊乱，严重影响血糖平稳。在这种情况下，人的身体为了保持血糖平衡，常常会分泌大量的胰岛素。而胰岛素是一种促合成激素，不仅可以促进脂肪和蛋白质的合成，还能够使人的体重增加，促进高血压的产生，或加重高血压的症状。

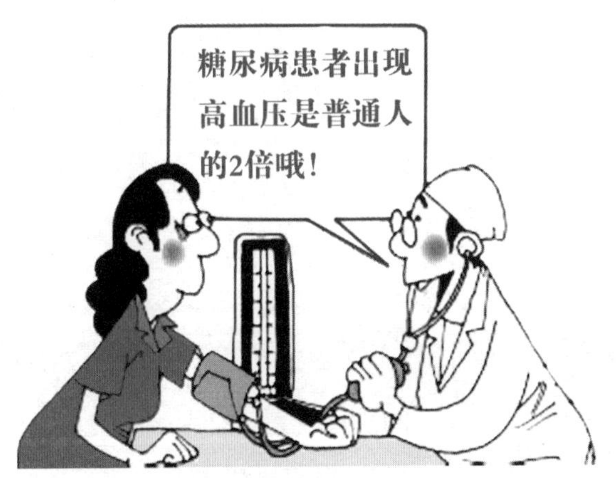

患有高血压的患者，动脉壁也会增厚变硬，这样的动脉就会缺乏弹性，动脉的内径会逐渐缩小，造成身体局部供血不足，不仅会加重糖尿病的病情，还会引起大血管与微血管的并发症。糖尿病患者因为血液中含糖量高的缘故，高血压还会促使血液和组织中的某些成分糖化，这样一来就会加速动脉硬化。

糖尿病并发高血压症的患者发生脑血管意外、心肌梗死等重大疾病的概率相比普通高血压症患者更大。并发高血压的糖尿病患者合并肾病、眼病以及神经系统并发症的发病率也远远高出没有高血压并发症的糖尿病患者，并发症一旦发生，病情也会发展迅速，而且情况比较严重。

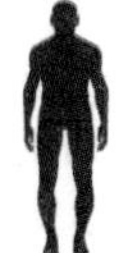

表现症状

很多糖尿病患者并发高血压之后症状并不十分明显，因此，很容易让人忽略，只有当血压升高到一定程度之后，才会后知后觉，下面我就为各位糖尿病患者介绍一下糖尿病并发高血压的表现症状。

1. 头痛：多数高血压患者都有头痛的表现，头痛的感觉为持续性的钝痛，又或者是搏动性的胀痛，严重的时候会感觉自己的头好像要炸开一样。头痛的现象多数在清晨起床时发生，起床后活动一会儿头痛的症状就会逐渐减轻，头痛的位置在后脑和太阳穴。

2. 头晕：如果经常在蹲下站起的时候感觉头晕，就有可能是血压升高造成的。头晕的症状为持续性的不适感，严重的时候会影响人的正常生活。之所以会出现头晕的症状，是基底动脉供血不足造成的。

3. 记忆力减退、注意力无法集中：糖尿病并发高血压早期的时候这些

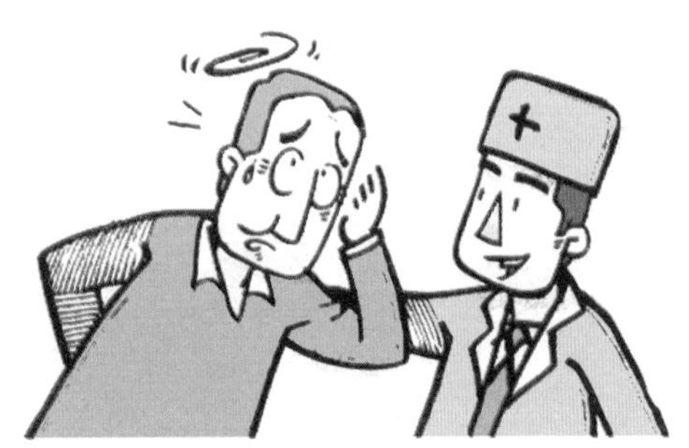

症状还不是十分明显，但是越到后期越明显。表现为经常的记忆力减退，很难记住最近发生的事情，但是对童年的事情却记忆深刻，注意力也很容易被分散。

4. 肢体麻木：并发高血压的糖尿病患者会感觉手指、脚趾、颈背肌肉紧张酸痛，还有一部分患者会感觉手指活动不灵敏。通常这种情况经过一段时间的治疗就会有所好转，但是值得注意的是，如果经常持续性地感觉肢体麻木，就应该及时去医院就诊，避免发生中风。

5. 心烦、心悸、失眠：通常高血压患者的情绪都比较急躁易怒。另外，心悸、失眠也比较常见，很多高血压患者都有入睡困难的现象，

而且经常会做噩梦，这是大脑皮质层功能紊乱以及自主神经功能失调导致的。

6. 出血：出血的现象比较少见，通常是血压升高导致的动脉硬化，让血管的弹性减退，因此才会发生破裂出血现象。比较常见的高血压出血为鼻出血、眼底出血、脑出血等。

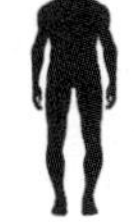

需要注意的营养原则

★ 补充钾元素

钾元素可以维持血液和体液的酸碱平衡与水分平衡，钾还能够起到扩张动脉、降低外周血管阻力的作用，因此，钾对血管有保护作用。糖尿病并发高血压的患者，补钾不仅可以促进钠的排泄，还可以缓解动脉壁增厚。

中国人的饮食结构中，钾的摄入量是比较低的，而钠的摄入量普遍偏高，这也是高血压患病率越来越高的主要原因。平时如果注意钾的摄入量，患上高血压的风险就会大大降低。含钾比较多的食物有：鱼、土豆、竹笋、大葱、油菜、冬菇、核桃、苋菜、香蕉、橘子、桃等。

★ 减少盐的摄入

注意在补钾的同时减少钠的摄入量，每天盐的食用量最好控制在2~5克，酱油的食用量也需要控制。另外，咸菜、罐头、腌制食物以及蛤贝类含有高钠的食物也要少吃。除此之外，吃零食的时候也需要注意，一些零食中的钠含量也非常高，例如，鱿鱼丝和咸梅干。一大匙的鱿鱼丝就含有1克钠，而1颗咸梅干就含有2克左右的钠，这些零食最好不要吃。

★ 减少食盐小妙招

1. 巧用新鲜食材：新鲜食材本身味道就很鲜美，“够味”，烹饪过程中可以少加食盐。

2. 巧用辣椒、香料、香菜等：这些食材中不含钠，而且风味独特，如果好好调配，可以制作出可口的美味，吃出健康。

3. 巧用醋、柠檬等酸味料：用醋、柠檬、柚子等调味，可以使饭菜味道清香，不用加太多盐也很可口。

4. 食用少盐的咸味调料：酱油、酱汤等调料，含盐量低，可以代替食盐食用。

5. 出锅再放盐：在菜炒熟或汤做好之后再放盐，这样盐分不会入味太深，也可以减少用盐量。

常见调味料中的食盐含量

调味料	味精	酱油	陈醋	豆瓣酱	甜面酱	五香豆豉
每百克含盐量（克）	20.7	14.6	2.0	15.3	5.3	4.1

生活方式也要注意

糖尿病并发高血压患者需要注意自己的生活方式，这样才能够将血压控制得更好。高血压的糖尿病患者最好每天不少于 7 小时的睡眠时间，充足的睡眠可以让血压正常，建议糖尿病患者晚上 11 点之前最好入睡，千万不要熬夜。

情绪的变化会引起肾上腺素分泌，血管也会随着肾上腺素的分泌而开始收缩，这个时候人的血压就会升高。人在发脾气的时候，血压会直线飙升，建议糖尿病患者尽量控制自己的情绪，避免情绪太过激动。在忍无可忍就要发飙的情况下，先深呼吸 1 分钟，之后让舌头在嘴巴里转上 3 圈，这样可以平息急速上升的肾上腺素，对于防治血压升高也有很大帮助。

糖尿病并发高血压患者可以在平时多唱唱歌，唱歌的时候最好站立。平时多做一些发声训练，每天唱歌 20~30 分钟。这样做一方面可以消除人的紧张情绪，另一方面还可以加强降压药的药效。

★ **降压小妙招**

大蒜可以帮助降压，因为大蒜含有丰富的维生素 B_1、维生素 C、钾、磷、碘、铁等营养元素。每天吃 2~3 瓣大蒜可以起到降血压的作用，而且还可以防止血脂异常，帮助糖尿病患者控制血糖。

如果觉得大蒜的味道太辣了，可以用刀将大蒜拍碎，将蒜末用温水冲泡，然后用蒜末来调制菜肴，这样大蒜的辣味就会大大降低，但是功效却一点没变。

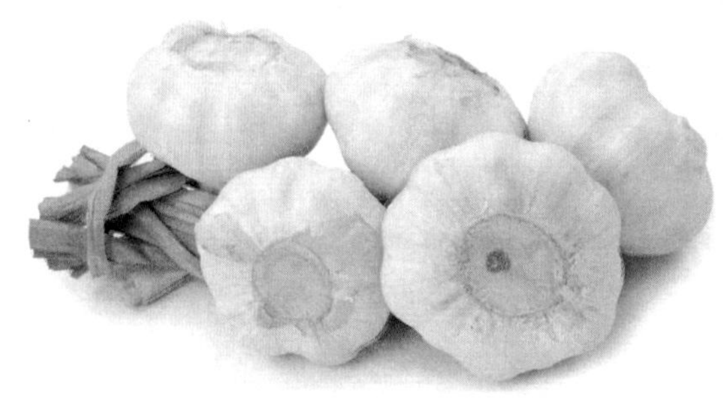

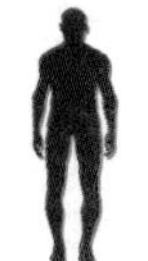

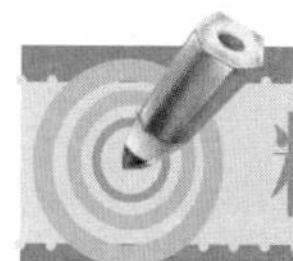

糖尿病并发血脂异常

血脂指的就是血液中含有的脂肪，血液中的脂肪主要来源于我们日常生活中的饮食以及人体内的胆固醇合成。其中饮食引发血脂异常是最主要的病因，糖尿病患者很容易出现血脂异常情况，糖尿病患者并发血脂异常后还会患上其他的心脑血管疾病。而心脑血管疾病是糖尿病最危险的并发症，因此，无论是预防还是治疗血脂异常，都非常重要。

糖尿病并发血脂异常的发展过程

有接近一半的 2 型糖尿病患者都会并发血脂异常，而患有血脂异常的糖尿病患者更容易提早出现动脉粥样硬化，这类患者患上冠心病的概率也会大大增加。当糖尿病患者发现自己总胆固醇、低密度脂蛋白胆固醇、三酰甘油这三项指标超标，而高密度蛋白胆固醇的指标开始下降，这就证明你的血管已经开始硬化了，而血液的黏稠度也会上升，如果不及时防治很容易患上心脑血管疾病。

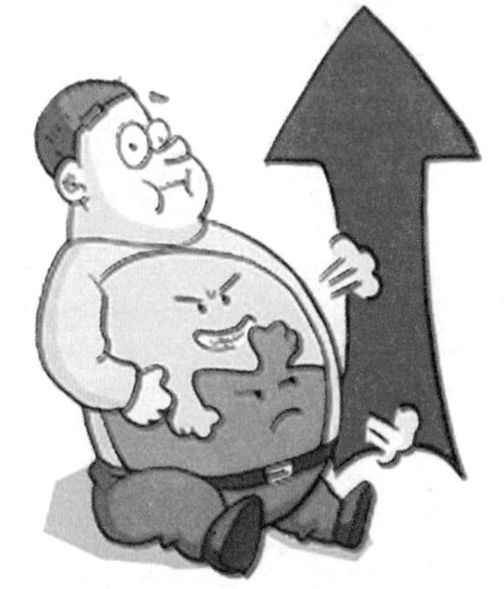

糖尿病患者中有 75%~80% 的患者死于心脑血管疾病，而引发心脑血管疾病的导火索无疑就是血脂异常了。胰岛素可以帮助糖尿病患者控制血糖高低，同样也可以控制脂肪与蛋白质的代谢。当糖尿病患者的胰岛素生物调节作用发生异常后，脂质代谢也会发生紊乱，这个时候就会出现高血脂症状了。

表现症状

前面我提到过有很多糖尿病患者会并发血脂异常，但是多数糖尿病患者很容易忽视这个问题，即便身体出现了血脂异常的症状也完全不知。下面我就为各位糖尿病患者介绍一下血脂异常的表现症状，帮助糖尿病患者早日发现病情。

★ 头脑昏沉，记忆力减退

通常血脂异常的糖尿病患者在清晨起床之后，会感觉好像睡不醒一样，总是有一种昏昏沉沉的感觉。但是，在吃过早餐之后，这种情况就会有所好转。到了中午就会犯困，如果不睡一觉就会觉得头昏脑涨，什么都不想做，而且有一部分患者还会在与人说话的过程中睡着。血脂异常的糖尿病患者白天昏昏沉沉，可是到了夜晚却变得格外清醒。记忆力会逐渐地开始减退，看东西的时候会感觉时而清晰时而模糊。这些现象都是因为人体血液变得黏稠，血流的速度减慢，因此，人的视觉神经和视网膜会处于短时间的缺血、缺氧状态，最终导致视力时好时坏。

★ 出现黑斑

血脂异常的糖尿病患者在短时间内面部和手部都会出现一些黑斑，这些黑斑的面积比老年斑更大，而且颜色也比较深。小腿肚还会经常抽筋，并且有一种刺痛的感觉，这是因为胆固醇已经在腿部肌肉中积聚了。

★ 出现皮疹

血脂异常的糖尿病患者脸上很容易出现淡黄色的小皮疹，这些皮疹刚开始出现的时候如小米粒一样大小，略微高出皮肤，到后期严重的时候，皮疹会布满整个眼睑。

需要注意的营养原则

★ 摄入不饱和脂肪酸

不饱和脂肪酸是人体必备的脂肪酸，当人体的不饱和脂肪酸含量不足的时候，就会增加 2 型糖尿病患病的风险，如果时间过长还会导致动脉粥样硬化。人类机体本身是不能够合成不饱和脂肪酸的，必须要通过饮食来摄取，例如，干果类、鱼肉类以及橄榄油等，这些食物都含有丰富的不饱和脂肪酸。

不饱和脂肪酸是人体所需的营养成分，但是饱和脂肪酸对于人体健康不是十分有利。饱和脂肪酸摄入过多，会导致身体发胖、血脂升高，严重的还会在血管中形成血栓。糖尿病患者如果摄入了过多的饱和脂肪酸，对于血糖控制也十分不利。动物脂肪以及奶油中的饱和脂肪酸含量极高，糖尿病患者尽量少吃。

★ 限制胆固醇的摄入量

糖尿病并发血脂异常的患者还需要控制胆固醇的摄入量，建议胆固醇的摄入量最好控制在每天 300 毫克以内，如果是已经患上动脉粥样硬化的患者，胆固醇的摄入量更应该严格控制，每天不得超过 200 毫克。动物的内脏、油脂、蛋黄、鱿鱼、蟹黄等一些海产品尽量不要吃。

★ 摄入膳食纤维

膳食纤维是人体重要的营养素之一，膳食纤维可以帮助人体吸收多余的胆固醇、三酰甘油以及糖分，帮助人体将这些多余物质排出体外。膳食纤维的摄入量可以通过饮食来控制，但是注意每天膳食纤维的摄入量不得超过 25 克。含膳食纤维较多的食物有西蓝花、圆白菜、洋葱以及豆类食物等。

★ 忌过量摄食、暴饮暴食

不要随意摄取零食以及过分追求高营养和调味浓的食物，不要暴饮暴食，晚饭应少吃，临睡前切忌加餐，以免导致体内脂肪过度蓄积，加重肝脏的负担。

生活方式也要注意

★ 坚持有氧运动

患了糖尿病并发血脂异常之后，需要进行合理的有氧运动，这样才能让糖尿病患者的体重恢复到正常标准。但是，值得注意的是，减肥不是盲目地减少热量的摄入，而是合理地进行有氧运动，通常每个月减轻体重2~3千克即可，这样的减肥速度不仅不会对身体健康造成任何不良影响，而且安全科学。

★ 合理用药

糖尿病血脂异常的患者，如果年龄超过40岁，在用药方面就需要格外注意，要严格地按照医生的指导服用。血脂异常的糖尿病患者在减肥与服药的同时，要定期去医院做血脂、肌酸磷酸激酶、肝功能等指标的检查，避免身体出现其他疾病。

★ 戒烟、限酒

烟草中的尼古丁、一氧化碳会引发和加重动脉粥样硬化的发生和发展。少量饮酒对人体有利，饮用过多对人体有害。而且酒的热量高，多喝会引起肥胖。

★ 合理饮水

在平时每3小时应摄入水300 ~ 500mL。饮用水的最佳选择是白开水、矿泉水及清淡的绿茶、菊花茶等，忌用各种饮料代替水。也可以每天用山楂30克、决明子15克，加开水冲泡代茶饮。

预防血脂异常的工作不应该是在患病之后才开始的，应该从小就开始预防。因为冠状动脉粥样硬化的出现是不分年龄的，即便是小朋友也有可能出现这类问题。很多人在儿童时期就已经出现了冠状动脉粥样硬化的问题，但是真正发病的时候却是在中年以后，岂不知自己早在儿童时期就种下了这枚“恶果”。经过研究发现，8%左右的儿童都有明显的细胞外脂质聚集性改变，因此，预防血脂异常的工作需要从娃娃抓起。

作为孩子的父母应该记牢以下几点：

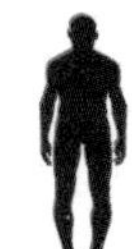

1. 孩子 2 岁之内尽量母乳喂养。

2. 尽量不要让孩子吃快餐。

3. 多鼓励孩子运动，并且严格控制孩子体重。

4. 在孩子的饮食上多下功夫，尽量做到营养均衡，多让孩子吃一些蔬菜水果，少吃脂肪含量过高的食物。

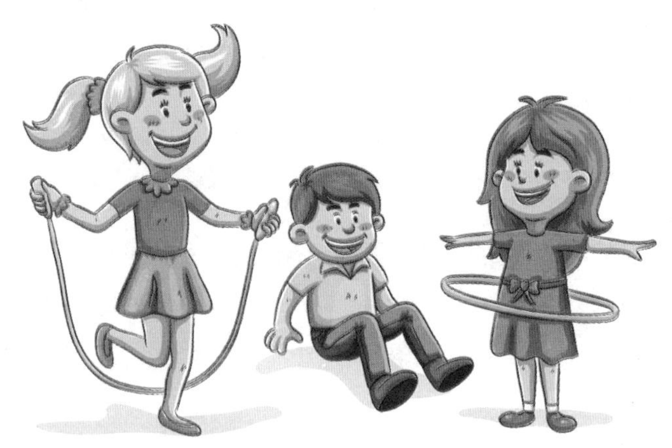

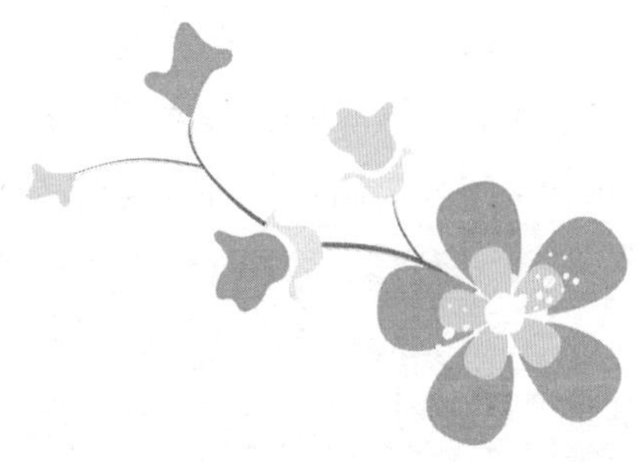

糖尿病并发眼部疾病

如果糖尿病患者的血糖水平一直都控制得不好，就很容易患上其他眼部疾病。最为常见的眼部疾病当属视网膜病变以及白内障了。这两种疾病如果在得病初期及时发现，并且加以积极治疗，治愈的可能性是非常大的，如果在发病后还没有认识到眼部疾病的可怕性，最终可能会导致患者失明。

糖尿病并发眼部疾病的发展过程

糖尿病患者失明概率比正常人高出 25 倍，尤其是患病时间较长的糖尿病患者，很容易出现眼部病变的情况，而出现这种情况之后失明的风险也会随之增加。统计显示，糖尿病患者在发病之后 5 年里，并发眼部病变的概率为 25%；患糖尿病 10 年之后，并发眼部疾病的概率就会高达 60%；而 15 年之后患病的概率就会达到 75%~80%。

糖尿病患者由于身体代谢紊乱的原因，很容易引起身体内的血管发生阻塞或是狭窄的现象，这样一来就会导致眼部缺血缺氧，眼睛长时间处于缺血缺氧的状态，久而久之就会产生不可逆的病理改变。糖尿病患者如果并发高血压或是血脂异常，会加速眼病的产生。如果是血糖水平控制不理想，或是对胰岛素有依赖性的患者，应该特别注意预防糖尿病并发眼病。另外，如果患糖尿病时间过长，或已经并发血脂异常、高血压，以及平时有酗酒和吸烟等不良习惯的患者，并发糖尿病眼病的概率也非常高，也需要格外注意预防眼病。

如果在眼部病变的早期，及时治疗，去除病因，让血糖、血压得到稳定控制，眼底病变会逐渐消退。而到了晚期，眼底动脉可呈“银丝状”或完全闭塞，病变就难以逆转了。

表现症状

很多糖尿病患者不知道眼部疾病发病的时候有什么症状，尤其是那些原本视力就不是很好的老年糖尿病患者，他们觉得自己不是得了眼病，而是得了严重的老花眼。在这里我要提醒一下糖尿病患者，如果眼睛发生以下几种情况，就必须要去医院接受检查和治疗。

1. 视力开始逐渐减退，看物体时会出现模糊不清的状况。

2. 如果是近视眼的糖尿病患者，会感觉近视眼程度加重，而有老花眼的糖尿病患者，则会觉得老花眼的情况有所缓解。所以说老年糖尿病患者千万不要以为视力减退是因为老花眼加重了。

3. 看东西的时候会出现重影，经常感觉眼前有点状或片状悬浮物，而且悬浮物颜色发黑。

4. 经常感觉到眼睛疼痛，而且有明显的胀痛感，眼睛能够看到的范围相比过去有所减少。

以上这些症状便是糖尿病并发眼病的症状，当患者的眼睛也出现类似情况后，应该及时去医院进行检查，避免导致失明等一些严重后果。

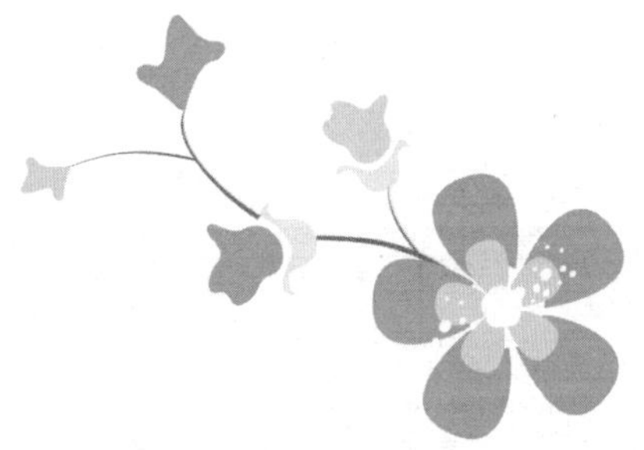

需要注意的营养原则

除了定期做眼底检查之外，生活中控制饮食也可以起到预防眼部病变的效果。建议糖尿病患者多吃一些富含维生素 A、维生素 C 以及胡萝卜素的食物，例如，西蓝花、番茄、胡萝卜、大豆等。在身体状况允许的情况下，可以每周食用 1 次动物肝脏，避免吃辛辣的食物，尽量不吃动物脂肪或是太过油腻的食物。如果患有青光眼，应该注意少喝水。

有一种叫作“叶黄素”的物质堪称眼睛的“守护神”，这类物质类似于胡萝卜素，这种物质可以起到保护视网膜中人眼光学中心黄斑的作用，是视网膜黄斑区的主要色素。平时让身体多摄入一些叶黄素可以预防眼病，含有叶黄素的蔬菜有：芥蓝、菠菜、羽衣甘蓝、绿色花椰菜，而水果柑橘中含有的叶黄素也非常高，建议糖尿病患者可以多吃一些。

糖尿病并发眼部疾病患者可以适当多饮有养肝明目作用的茶，如决明子、枸杞茶、菊花茶等，这对延缓视力衰退有良好的效果。

生活方式也要注意

前面我介绍过如果糖尿病并发眼部疾病发现得早，治愈的可能性极大，但是很多眼病在发病初期很难被人察觉，等到觉得眼睛不舒服的时候，却已经错过了最好的治疗时机。为了避免发生这种情况，建议糖尿病患者定期到医院做眼底检查，尤其是患病时间比较长的患者。糖尿病患者年龄在30岁以上的，应该在确诊糖尿病之后就到眼科做相关检查，之后每年至少做1次复查，如果发现已经有眼底病变了，应该积极接受治疗，并且应该每年到医院接受多次复查，避免加重。

有一部分糖尿病患者有上网的习惯，为了防止眼病对人体的侵害，建议糖尿病患者每天看电脑的时间不宜过长，每次看电脑时间不宜超过1小时。应该经常站起来走走，多看看远处的树木，并且多眨眼，最好可以做眼保健操让眼睛放松，缓解用眼疲劳。

人的眼睛对绿颜色的东西最为敏感了，相比较其他颜色，绿色的反射率相对较低，因此，人在看绿色东西的时候，会感觉眼睛很舒服。绿色有助于放松眼睛，并且缓解视力疲劳。习惯用电脑工作的糖尿病患者，不妨将自己的电脑桌面换成柔和的绿色。

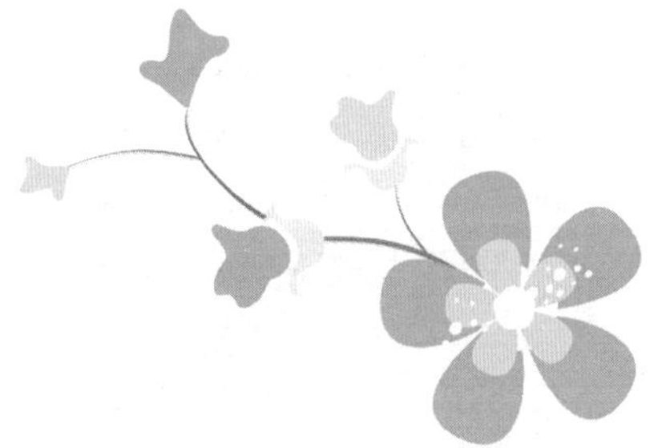

附录：常见食物血糖生成指数

食物类	食物名称	GI
糖类	葡萄糖	100
	绵白糖	83.8
	蔗糖	65
	果糖	23
	乳糖	40
	麦芽糖	105
	蜂蜜	73
	胶质软糖	90
	巧克力	49
谷类及其制品	藜麦（煮）	5
	小麦（整粒，煮）	41
	粗麦粉（蒸）	65
	面条（小麦粉）	81.6
	面条（强化蛋白质，细，煮）	27
	面条（全麦粉，细）	37
	面条（白，细，煮）	41
	面条（硬质小麦粉，细，煮）	55
	线面条（实心，细）	35
	通心面（管状，粗）	45
	面条（小麦粉，硬，扁，粗）	46
	面条（硬质小麦粉，加鸡蛋，粗）	49
	面条（硬质小麦粉，细）	55
	馒头（富强粉）	88.1
	烙饼	79.6
	油条	74.9
	大米粥	69.4
	大米饭	83.2
	黏米饭（含支链淀粉高，煮）	50
	黏米饭（含支链淀粉低，煮）	88
	糙米（煮）	87
	稻麸	19
	糯米饭	87

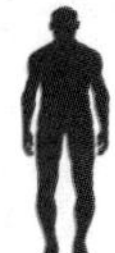

食物类	食物名称	GI
谷类及制品	大米糯米粥	65.3
	黑米粥	42.3
	大麦（整粒，煮）	25
	大麦粉	66
	黑麦（整粒，煮）	34
	玉米（甜，煮）	55
	玉米面（粗粉，煮）	68
	玉米面粥	50.9
	玉米糁粥	51.8
	玉米片	78.5
	玉米片（高纤维）	74
	小米（煮）	71
	小米粥	61.5
	米饼	82
	荞麦（黄）	54
	荞麦面条	59.3
	荞麦面馒头	66.7
	燕麦麸	55
薯类 淀粉及制品	马铃薯	62
	马铃薯（煮）	66.4
	马铃薯（烤）	60
	马铃薯（蒸）	65
	马铃薯（用微波炉烤）	82
	马铃薯（烧烤，无油脂）	85
	马铃薯泥	73
	马铃薯粉条	13.6
	芋头	54
	红薯（煮）	76.7
	藕粉	32.6
	苕粉	34.5
	粉丝汤（豌豆）	31.6

食物类	食物名称	GI
豆类及制品	黄豆（浸泡，煮）	18
	黄豆（罐头）	14
	黄豆挂面	66.6
	豆腐（炖）	31.9
	豆腐（冻）	22.3
	豆腐干	23.7
	绿豆	27.2
	绿豆挂面	33.4
	蚕豆（五香）	16.9
	扁豆	38
	扁豆（红，小）	26
	扁豆（绿，小）	30
	扁豆（绿，小，罐头）	52
	小扁豆汤（罐头）	44
	利马豆（棉豆）	31
	利马豆（加 5 克蔗糖）	30
	利马豆（加 10 克蔗糖）	31
	利马豆（嫩，冷冻）	32
	鹰嘴豆	33
	鹰嘴豆（罐头）	42
	咖喱鹰嘴豆（罐头）	41
	青刀豆	39
	青刀豆（罐头）	45
	黑眼豆	42
	罗马诺豆	46
	黑豆汤	64
	四季豆	27
	四季豆（高压处理）	34
	四季豆（罐头）	52
蔬菜类	甜菜	64
	胡萝卜（金笋）	71
	南瓜（倭瓜，番瓜）	75
	麝香瓜	65
	山药	51

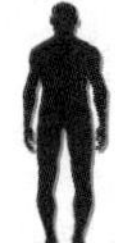

食物类	食物名称	GI
蔬菜类	雪魔芋	17
	芋头（蒸）	47
水果类及制品	苹果	36
	梨	36
	桃	28
	桃（罐头，含果汁）	30
	桃（罐头，含糖浓度低）	52
	桃（罐头，含糖浓度高）	58
	杏干	31
	杏（罐头，含淡味果汁）	64
	李子	24
	樱桃	22
	葡萄	43
	葡萄干	64
	葡萄（淡黄色，小，无核）	56
	猕猴桃	52
	柑	43
	柚	25
	巴婆果	58
	菠萝	66
	杧果	55
	芭蕉（板蕉）	53
	香蕉	52
	香蕉（生）	30
	西瓜	72
种子类	花生	14
乳类及制品	牛奶	27.6
	牛奶（加糖和巧克力）	34
	牛奶（加人工甜味剂和巧克力）	24
	全脂牛奶	27
	脱脂牛奶	32
	低脂牛奶	11.9
	降糖牛奶	26
	老年牛奶	40.8

食物类	食物名称	GI
乳类及制品	克糖牛奶	47.6
	酸奶（加糖）	48
	酸乳酪（普通）	36
	酸乳酪（低脂）	33
	酸乳酪（低脂，加人工甜味剂）	14
速食食品	大米（即食，煮1分钟）	46
	大米（即食，煮6分钟）	87
	小麦片	69
	桂格燕麦片	83
	荞麦方便面	53
	即食羹	69.4
	营养饼	65.7
	全麦维	42
	可可米	77
	卜卜米	88
	比萨饼（含乳酪）	60
	汉堡包	61
	白面包	87.9
	面包（全麦粉）	69
	面包（粗面粉）	64
	面包（黑麦粉）	65
	面包（小麦粉，高纤维）	68
	面包（小麦粉，去面筋）	70
	面包（小麦粉，含水果干）	47
	面包（50% ~ 80% 碎小麦粒）	52
	面包（75% ~ 80% 大麦粒）	34
	面包（50% 大麦粒）	46
	面包（80% ~ 100% 大麦粒）	66
	面包（黑麦粒）	50
	面包（45% ~ 50% 燕麦麸）	47
	面包（80% 燕麦粒）	65
	面包（混合谷物）	45
	新月形面包	67
	棍子面包	90

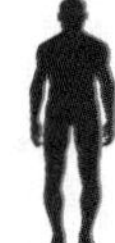

食物类	食物名称	GI
速食食品	燕麦粗粉饼干	55
	油酥脆饼干	64
	高纤维黑麦薄脆饼干	65
	竹芋粉饼干	66
	小麦饼干	70
	苏打饼干	72
	格雷厄姆华饼干	74
	华夫饼干	76
	香草华夫饼干	77
	膨化薄脆饼干	81
	达能闲趣饼干	47.1
	达能牛奶香脆	39.3
	酥皮糕点	59
	马铃薯片（油炸）	60.3
	爆玉米花	55
饮料类	苹果汁	41
	水蜜桃汁	32.7
	巴梨汁（罐头）	44
	菠萝汁（不加糖）	46
	柚子果汁（不加糖）	48
	橘子汁	57
	可乐饮料	40.3
	芬达软饮料	68
	冰激凌	61
	冰激凌（低脂）	50
混合膳食及其他	馒头＋芹菜炒鸡蛋	48.6
	馒头＋酱牛肉	49.4
	馒头＋黄油	68
	饼＋鸡蛋炒木耳	48.4
	饺子（三鲜）	28
	包子（芹菜猪肉）	39.1
	硬质小麦粉肉馅馄饨	39
	牛肉面	88.6
	米饭＋鱼	37

食物类	食物名称	GI
混合膳食及其他	米饭 + 芹菜 + 猪肉	57.1
	米饭 + 蒜薹	57.9
	米饭 + 蒜薹 + 鸡蛋	68
	米饭 + 猪肉	73.3
	玉米粉 + 人造油（煮）	69
	猪肉炖粉条	16.7
	西红柿汤	38
	二合面馒头（玉米面 + 面粉）	64.9
	牛奶蛋糊（牛奶 + 淀粉 + 糖）	43
	黑五类粉	57.9